意外と知らない
精神科入院の正しい知識と治療共同体という試み

こころの病気を治すために「本当」に大切なこと

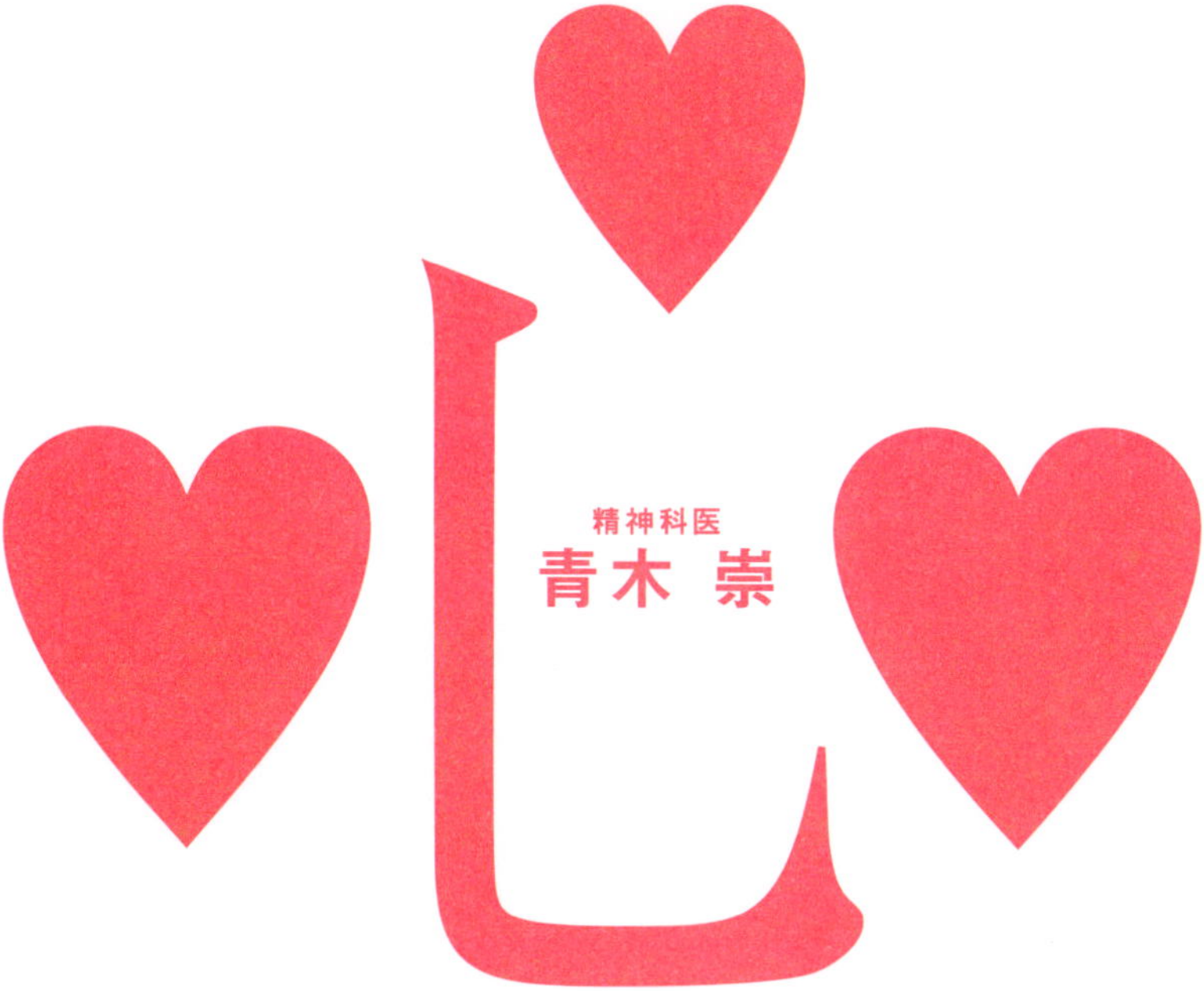

精神科医
青木 崇

まえがき　精神科への入院は怖い？

もしあなたが、またはあなたの家族が精神科病棟への入院を勧められたとしたら、どう思いますか。


「自分には入院なんて必要ない」

「そんなところに入院した方がおかしくなるのではないか」

「精神科の入院患者と同じ部屋で寝泊まりするなんて！」

このように思われる方が多いのではないでしょうか。

実際、医師として患者さんやその家族と向き合うなかで、こうした反応は少なくありません。

しかし、意外にも「入院を勧められて良かった」と感謝されることもあります。患者さんの病状が落ち着き、入院当初の様子を振り返る余裕が出てきた時に「初めて受診した時の精神状態では、入院するかどうかの正しい判断ができなかった」と思われるからでしょう。

逆に、これはまれなことではありますが、入院を勧められて「私はそんなに重症だったのか」と恐る恐る入院したものの、薬物療法が奏効し病状がみるみる改善して、「本当に入院する必要はあったのか」と思われる患者さんもいます。

他方、よく話し合い納得したうえで入院したものの、病棟生活になかなか馴染めず「入院して余計に具合が悪くなった」「落ち着いて休養もできない」「我慢しなくてはいけないことが多すぎる」

といった理由で、短期間で退院される患者さんがいることも事実です。
いずれにせよ、精神科病棟という新しい環境に足を踏み入れるということは、それ自体が一種のストレスであって、入院前に想像していた病棟のイメージと、実際の病棟生活とのギャップに戸惑う方も少なくはありません。

広がる治療の選択肢、手厚いケア

私が医師になって最初の研修先として選んだのは、入院設備がない外来だけの総合病院の精神科でした。私は精神療法や精神分析療法のような対話による治療に関心があったので、入院を要する重症の患者さんではなく、外来だけで治療が可能な比較的症状の軽い患者さんを診ていきたいと考えていたからです。

しかし、当時の指導医からもらった一言

「本当は入院設備がある方が治療は楽なんだ」

という言葉が、その後もずっと自分のなかで引っかかっていました。

やがて、その言葉の意味は精神科医として経験を積んでいくなかで実感できるものになり、いまでは入院設備のない病院で患者さんを診ることに不安を覚えるくらいです。

精神科に限らずほとんどの病気に共通することですが、８割方の病気はどんな医師でもほぼ治すことができます。

問題は残りの2割で、重症であれ軽症であれ、教科書通りにはいかない場合があるのです。外来だけでこの2割に対処するのはかなり難しく、それは精神科の治療も同じです。たとえば問診の際、患者さんから話を聞きますが、それだけでは患者さんの日常的な振る舞いや言動を十分把握することはできません。診察室では「よそ行き」の患者像を演じている可能性もあるからです。

診察室のなかだけでは、患者さんの話を信じるしかありませんが、入院すると患者さんの様子がよくわかります。また、家族や職場の関係者の話を聞く機会を得ることで、新たな事実がわかることもあります。

結局、外来だけでは治療が難しい場合には、入院治療をお勧めすることになります。入院設備があれば治るまで患者さんの治療に携われるのですが、入院設備がないと、紹介先の医師に治療をゆだねることになってしまいます。余談ですが、個人的にはそのような経緯のなかで「残りの2割」を治す精神科医としての能力が次第に衰えていくのではないかという不安もあります。

他方、患者さんの立場からすれば、精神科に入院した時の治療内容や病棟生活の雰囲気はなかなかわかりづらいでしょう。また知らないがゆえにネガティブな先入観を持っている人も多いかもしれません。

精神科に入院した時の治療内容や病棟生活の雰囲気は、普通ではなかなかわかりづらいものです。また知らないがゆえにネガティブな先入観を持っている人も多いかもしれません。

精神科の入院といっても、基本的には普通の入院と同じです。ただし、平均的な入院期間が2～3カ月とやや長めであり、「自由に外出できない」「携帯電話が使えない」など若干制約されることが、内科や外科などの入院と異なる部分かもしれません。

本書では一般的にあまり知られていない精神科入院の基本的なことから、通院と入院の違い、入院が治療上効果的な「治療モデル」などを紹介しています。

治療モデルというのは、患者さんのプライバシーに配慮し、実際の治療ケースを寄せ集めたり、細部を変更したりしたものであって、特定の患者さんに関するものではありません。

本書を読み進めるなかで、先ほどの「本当は入院設備がある方が治療は楽なんだ」ということの本質的な意味をわかっていただければと思っています。

「治療が楽」ということは、医師が手抜き治療をするということではありません。入院することで、通院時よりも治療の選択肢が広くなり、細かいケアが可能になるので、患者さんにより的確で安全な治療が提供できるということです。これは治療する側、治療を受ける側、双方にとってプラスになることです。

また、入院中は多くの患者さんと生活をともにすることになり、他の患者さんの治療にも否応なく遭遇することになります。

もし患者さんが自分の病気と正面から向き合う覚悟ができれば――それが早ければ早いほど、治療はスムーズに進むのですが――自分よりも治療が一歩先に進んでいる患者さんは「先輩」として見えてくるかもしれません。あるいは、自分と異なる病気を抱えた患者さんでも、自分と同じように入院治療を続けるなかで次第に仲間意識が芽生え、退院後は社会復帰を志す「仲間」として見えてくるかもしれません。

精神科病棟とは、患者さん同士が陰ながらともに支え合い、励まし合い、学び合う場所でもあるのです。

そのような治療の環境や雰囲気が醸成され、それがさらに病院の外や地域にまで広がっていくことを私は願っています。なぜなら入院した患者さんが退院後に地域で生活し、社会に復帰していくうえで、そうした治療的な文化が、病院の外にまで広がっていることがとても大切だと考えるからです。

このような考えをふまえ、本書の後半では私が考える一つの理想的な精神医療のあり方を紹介したいと思います。それは治療のなかでコミュニティの果たす役割を重視した「治療共同体」という考え方です。

PART 1

精神科とはどんなところなのか

PART 2

精神疾患について、もう少し深く知る

PART
3
なぜこころを病んでしまうのか(神経症について)

PART

4

精神科病棟への入院

PART

5

精神科病棟ではどのような治療が行われるのか

PART

6 自分を変える転機としての入院治療と治療の枠

PART 7

コミュニティの力を活かす治療共同体という考え方

PART 8

日本にもある治療共同体の舞台裏

PART 9

都市型精神科一般病棟へのミーティング導入

PART 10

精神科医療に対する素朴な疑問

参考 治療モデル

装丁　　　　　渡邊民人（ＴＹＰＥＦＡＣＥ）
本文デザイン　森田祥子（ＴＹＰＥＦＡＣＥ）

PART 1

精神科とは どんなところなのか

ここでは、精神科と心療内科の違いを説明し、一般的な診察の様子を紹介していきます。また、本人が困っていることと、家族が困っていることの間にズレが生じやすいこと、治療する側と治療を受ける側との認識のズレについても説明します。

精神科、心療内科、メンタルヘルス科の違いとは

かつて、精神科といえば「精神病院」とよばれる精神科だけの病院を意味していました。しかし80年代以降、大きな病院には「精神科」外来が開設され、それはいつしか「心療内科」という親しみやすい名前となり、近年では「メンタルヘルス科」というヨコ文字が使われるようになりました。街中にはメンタルクリニックが続々と開業し、駅前に何軒も軒を連ねる状況となっています。

ところで、精神科、心療内科、メンタルヘルス科、一般の人でこれらの違いがわかる人はどれほどいるでしょうか。また、どこに受診すればいいか迷う人もいるでしょう。なかでも心療内科については、いまいちピンとこない人が多いと思います。

心療内科は「内科」という言葉が使われているように、本来は内科の一領域です。英語ではpsychosomatic medicine（心身医学科）と表記されます。心身医学とは心身症、いわゆるストレスが原因と考えられる身体疾患（高血圧症、胃潰瘍、過敏性腸症候群など）を扱う医学です。

「狭い意味での心療内科医」とは、大学卒業後、内科あるいは心療内科で心身医学を中心とした研修を受けた医師で、特にストレスと疾患の関係を重視し、内科的治療と同時に向精神薬の処方など精神科的治療も行います。一般的には、精神科の医師よりも内科の診療能力が高く、ストレスから生じるめまいや吐き気、頭痛や腹痛といった心身症の症状を専門に診る一方で、うつ病や認知症、時には統合失調症の患者さんを診ることもあります。

各診療科と扱う疾患

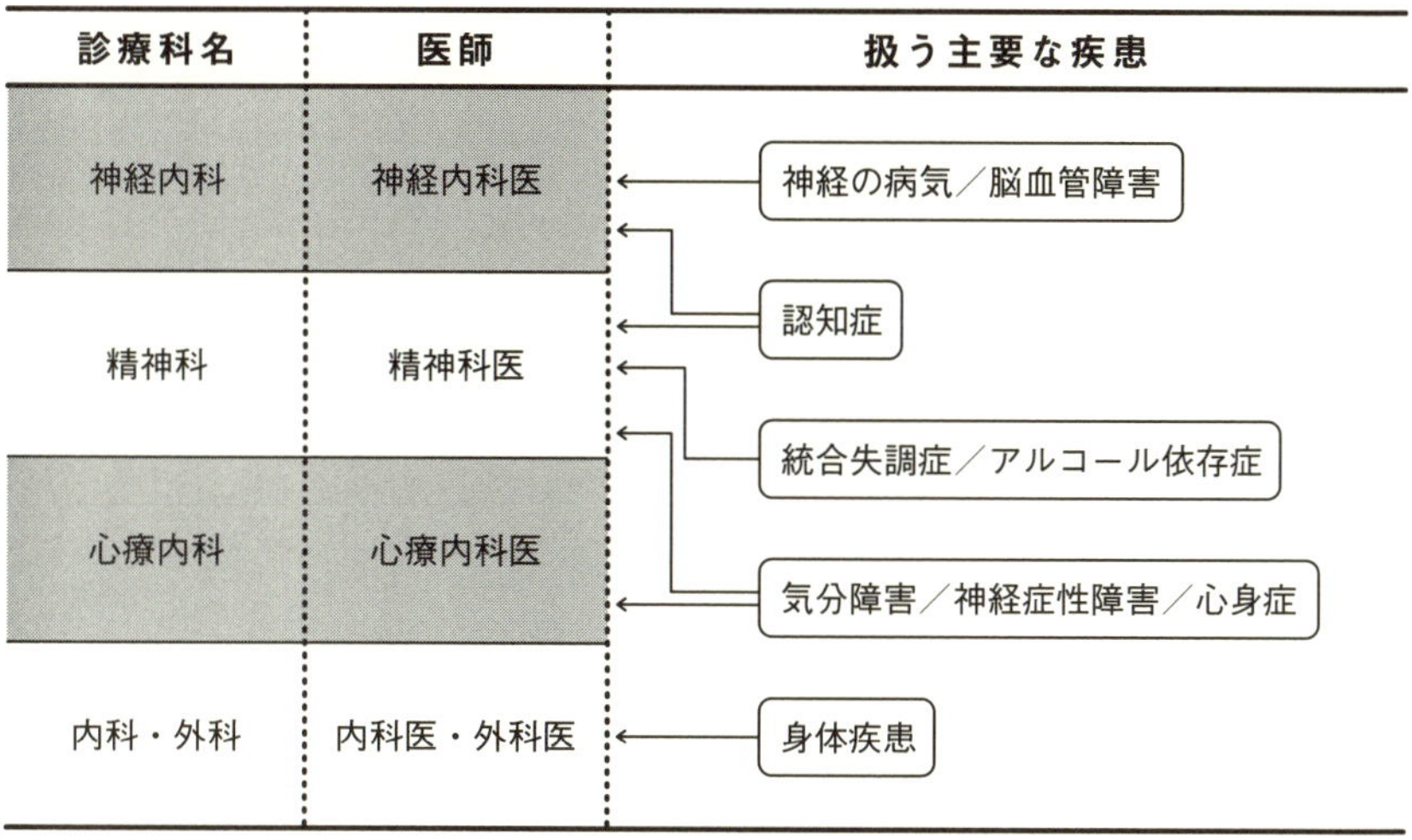

ただし、心療内科を掲げる医師でも、精神科病院での十分な治療経験がない場合、統合失調症を見逃したり、入院治療への移行のタイミングを逸したりする恐れがあるので、その点は気をつけた方が良いでしょう。

もちろん、この逆のパターンで精神科医が心身症を診ることもあり、特に総合病院では、他の診療科と協力して心身症を治療することもあります。

２００４年から導入された新研修医制度によって、数カ月ごとに内科や救急などへの研修が必修化されたので、精神科医の内科診療能力も少しは向上していくでしょう。

特に、精神科医がクリニックを開業する際、患者さんが受診しやすいよう心療内科も標榜するケースが多く見られます。その結果、心療内科のなかには本来の心療内科医と、精神科医が混在することになっているのです。

最近よく目にする「メンタルヘルス科」です

が、これはおそらく患者さんが受診しやすいように、つまりは心理的な敷居を低くするために生まれた名称で、精神科と心療内科の両方が含まれていると思われます。同じような使われ方として「心療科」「心療クリニック」「メンタルクリニック」などがあります。

精神科から心療内科へ、心療内科からメンタルヘルス科へ、そして将来的には患者さんが受診しやすい新しい名称が作られるかもしれません。

本来は「精神科」という名称のままで、そこで治療される精神疾患も偏見なく理解され受容される社会がまっとうな社会だと思うのですが、現実的には、社会の成熟を待つよりも、いま現在、受診をためらっている人が、少しでも多く受診できるよう工夫していくことが重要であり、優先すべきことでしょう。

精神科とはどういうところか

一概に精神科といっても、精神科病院なのか、総合病院の精神科なのか、メンタルクリニックなのか、はたまた、立地が都市部なのか、郊外なのか、病院の種類や規模、立地条件などで病院の雰囲気は変わってきます。

精神科の受診を躊躇している人は、昔の精神科病棟のイメージが強いのかもしれません。

都市部から少し離れたところにある古くからの精神科病院では、待合室はまばらで、慢性期の患者さんがほとんどかもしれません。ただし、精神科の入院病棟がある場合、落ち着かずに大声を出したり、ぶつぶつ独り言を言ったりしている患者さんがいることもあり、少し違和感を覚えるかもしれません。

他方、都市部にある総合病院の精神科では、待合室にサラリーマン、主婦、学生、お年寄りとさまざまな患者さんがいて、待合室も比較的混んでいます。

街中のメンタルクリニックでは初診も再診も予約制のところが多いので、待合室に人はほとんどいないでしょう。もし、精神科への受診をためらっている人は、まずは気軽にこういうメンタルクリニックを受診してみてはどうでしょうか。

一般的には精神科病院、総合病院（大学病院）の精神科、（街中の）メンタルクリニックの順番で、受診の敷居は下がるようで、敷居が下がれば下がるほど、「眠れない」「微熱が続く」「のどが詰まる感じがする」といった比較的症状の軽い人が受診します。特に身体に異常を感じている人の場合には、先に内科や整形外科などで「異常なし」と診断されてから、精神科を受診されることが多いです。

そもそも他の診療科の医師には、患者の訴える症状が精神疾患によるものかどうかの判断がつかないことも少なくないのです。ただし今後、精神科での研修を積んだ医師が増えてくれれば、こうした問題は減ると思われます。

その一方で、うつ病で入院した患者さんが入院後しばらくして、微熱と発疹が見られたので、内科で診てもらったところ、じつはリウマチ性筋痛症だったとか、最悪のケースだと、腹痛の原因を調べたら末期の大腸がんだったということもあります。精神科の治療も大切ですが、必要に応じて身体面の受診や検査を行うことも大切です。

病気を我慢したうえで、どうにも手に負えなくなって家族と一緒に病院にやってくる

昔に比べて精神科の敷居が低くなったとはいえ、依然として多いのが、精神科への受診をためらい、半年や一年もの間（ひょっとしたら数年間も）病気を我慢したうえで、どうにも手に負えなくなって家族と一緒に病院にやってくる人です。

まともに食事ができなくなって体重が数十キロも落ちた、家でおかしな言動が目立つようになった、といった状態になってしまっては外来だけでは対処できない可能性が高くなります。異常に気づいたらなるべく早く受診することを勧めます。

精神科での診察の様子

初めて精神科を受診する人にとっては、診察室の中でどういうやりとりが行われるのか、まったく想像できず、不安に感じる人も多いことでしょう。

病院で初めて診察を受けることを「初診」といいますが、私の場合、初診時には基本的に30分以上の時間をかけて、病気に至った経緯だけでなく、家族関係や生育歴（生い立ち）、発症の原因と思われることなどを詳しく聞いていきます。なかには、この問診の時間だけで心の問題が整理され、症状が大きく改善する患者さんもいます。

精神科の医師は初診の際に、今後の治療の展開を想定して、治療の伏線をいくつか張っておくものです。しかしその張り方は、医師によって異なります。

私の場合、まずは患者さんの心理的な問題がどの程度病気に関与しているのか推測します。仕事のストレス、家庭内の問題、幼年期から思春期にかけての問題などを聞き、すぐにでも改善できそうな部分はその場で話し合います。

次いで薬物療法の説明をします。うつ病に関しては、ここ数年の間に、副作用が少なく、数日で効果があらわれる抗うつ薬が開発され、入院せずに通院と薬の服用だけで治療可能な患者さんが増えました。

私は抗うつ薬を処方する際には、薬の効果や起こりうる副作用についてきちんと説明するように心がけています。

なぜなら、患者さんが薬の効果や副作用のことをきちんと理解していれば、多少副作用がつらくても我慢して飲み続けることができるので、勝手に服薬を止める（怠薬）という事態を回避できるからです。また薬を飲み続けても、期待している効果がなかなかあらわない場合には、速やかに別の薬に切り替えるという判断ができます。

薬の服用でありがちなのが、食後にうっかり薬を飲み忘れ、そのまま次の食事まで飲まないケースです。精神科の薬の多くは胃を荒らすことがないので、「胃が空っぽでもお薬を飲んでも大丈夫ですよ」と言い添えるようにしています。

最後に、患者さんや家族の方からよくたずねられるのが、「どれくらいで、治りますか」という質問です。残念ながら、初診の時点で治療にどれくらいの期間を要するかは、ベテランの医師でも予想が難しいのです。ただし、初診時の感触で、通院では

家族関係や生育歴、発症の原因と思われることなどを聞く

なく、入院した方が良いと感じた時は、その旨を患者さんに伝え、家族で話し合ってもらうようお願いしています。

2回目以降の診察では、初診で見立てた治療方針をベースに治療を行っていくのですが、当然、その途中で見直しを迫られることもあります。

見直しの理由としてよくあるのが「じつは先生にまだ話していないことがあるのですが……」と、重要なことを後出しで切り出されるパターンです。しかし、2回目以降の診察は数分で済まさざるを得ないのが現実で、場合によっては、次回まで「話していないこと」を書いてきてもらうようお願いすることもあります。

通院だけで2～3カ月治療してもあまり効果が見られない場合には、入院を検討します。しかし、病院側から入院を提案しても、本人が入院を望まなかったり、家族が入院に強く反対していたり、極端な例としては、入院したくても一人暮らしでペットを飼っているので入院が難しいなど、さまざまな理由で入院を断られることがあります。

入院に関しては、患者さんの主体的な決断がとても重要です。入院せざるを得ないような病状の場合を除けば、入院を勧められても、嫌であれば断ってもらっても構いません。

ただし、入院に対するイメージは人それぞれで、入院の話を切り出すと「もっと早く入院を提案してほしかった」と言う人もいます。したがって、私の場合は、早い段階で入院治療という選択肢についても触れるよう心がけています。

なぜ病院を転々としてしまうのか

精神科の治療のベースとなるのは、患者さんまたはその家族と医師とのコミュニケーションであり、治療を円滑に進めるには両者の信頼関係が不可欠です。

精神科の治療においては、途中で病名が変わったり、治療期間が予想より長くなったりすることも少なからずあり、そのことで患者さんや家族が、医師に不信感を抱くこともあります。また医師の伝え方によっては、患者さんが診断結果を深刻に受け止めてしまったり、時には医師から突き放されたように感じたりして、別の医師の意見を聞きたくなることもあるかもしれません。

患者さんが病院を変えたくなる一番の理由は、主治医に素直な気持ちを言えなかったり、言いたいことを伝えられなかったりするコミュニケーションの問題にあるようです。

これが高じて、次から次へと通院先を変えたり、複数の病院に同時にかかったりする行為を「ドクター・ショッピング」といいます。

私のところにこのような患者さんが来た場合、まずは主治医を変えようと思った経緯をきちんと聞いて、その主治医に何をどう伝えればいいかを助言したうえで、もとの病院に戻ってもらいます。

ドクター・ショッピングの原因で、一番多いのは、患者さんが主治医に対し、何らかの気持ちや意見を言えない結果、主治医を変えたくなるような場合です。それは単なる誤解や遠慮であることもありますが、医師から決めつけた言い方をされると言い返すことができなかったり、薬を飲んでいないのに飲んでいると嘘をついてしまったり、といった心理的な問題によることもあります。

特に、こうした心理的な問題が原因で、病院を変えたくなった場合には、その経緯をしっかり検討することで、患者さん自身が自分の心理的な問題に気づくきっかけにもなります。反対に、よく考えずに病院を変わった場合、結局は似たような問題を繰り返し、病院を転々とすることになってしまう恐れがあります。

なぜ病院を変えるのか、その理由を聞いてみると「精神科の治療は患者と先生との相性が大切なんです」と主張する患者さんがいます。

しかし、その「相性」とは具体的にどういうものでしょうか?

相性とは非常にあいまいで感覚的なものです。患者さんがこのことをきちんと理解したうえで、発言しているのであればいいのですが、そうでなければ、じつは自分の勝手な都合や気分に、当の本人が振り回されているのかもしれません。

飲酒の問題に触れられると来なくなってしまう患者さんや、胃腸炎の原因が自分自身の考え方や対人ストレスにあると指摘された途端に、精神科が嫌になるような患者さんもいます。このようなケースは少なくありません。また、精神科の治療は、一進一退を繰り返し、時間をかけて治療することが多いのですが、我慢できずに「もっと、良い治療があるのではないか」と別の病院にかかる人もいます。

患者さんが、現在の診断や治療に納得できない場合、別の医師に相談する「セカンド・オピニオン」というシステムがありますが、実際には、セカンド・オピニオンを利用せずに（そもそもセカンド・オピニオンの存在自体を知らない人も多い）、病院や主治医を変更しようとする患者さんも時折見かけます。

しかし本来、転院の際には主治医と相談のうえ、紹介状（診療情報提供書）を作成してもらい、転院先に提出することが正しい手続きです。紹介状がなく転院先の医師が、それまでの治療経過を知らずに新たに治療を始めれば、またゼロからの治療となり、同じ検査を繰り返したり、効かなかった薬を再度処方されたりして、無駄が生じることがあります。

患者と先生との相性とは？

また主治医が異なれば、治療方針も異なってきます。

したがって「前の先生の話と違うんですけど……」と患者さんが診断や治療方法に戸惑うこともありえます。

受診する病院や治療方法を決めるのは患者さんの権利ですが、きちんとした手続きを踏まないと、余計なお金と時間を浪費することになりかねません。緊急の場合や特別な理由がある場合を除いては、病院や主治医を変えることは避けた方がいいでしょう。

病気で本当に困っているのは誰か

精神科の医師が、診察中にもっとも注意を払うのが「本当に困っていて、助けを求めているのは誰なのか」ということです。

一つ例を挙げましょう。

70代の男性が「家族から心療内科で診てもらうよう言われたから来た」と、一人で受診されました。問診をして、本人が不眠で困っている様子なので、睡眠導入薬を処方しました。

その後、家族の方から「じつは物忘れの症状を診てほしかった」という電話がありました。

そこで後日、男性と家族の方が一緒に来院され、物忘れの検査を行い、今後の治療について説明しました。しかし本人には物忘れの自覚がなく、睡眠薬以外は飲みたくないとのことでした。

このように、本人が困っている問題（不眠）と、周囲の人が困っている問題（物忘れ）とに、ズレがある場合はどうすればいいのでしょうか。

「先生から薬を飲むよう説得してほしい」「だましてでも薬を出してほしい」と、医師に全部丸投げしようとする家族もいます。しかし、ここで大切なのは、患者さんのことでもっとも困っていて、本人の病気を何とかしたいと思っている人が、治療の主体とならざるを得ないということです。

この治療モデルでは、本人が不眠で困っていたので、その点で治療関係を結ぶことができました。そして、不眠の治療を続けるなかで、物忘れやそれにまつわる問題も、少しずつ対応していけるのかもしれません。

しかし、もっとも治療が難しいのは、本人が何も困っていることはないと思っているケースです。本人が何も困っていなければ、わざわざ治療を受ける動機がありません。

その場合、本人の病気のせいで困っている家族が治療の主体となり、本人を病院に連れていったり、きちんと薬を服用させたり、あるいは問題が起こった時にどう対応すべきかなどを、医師と相談を続けていくことになります。

精神科の治療では、もっとも困っている人が治療の主体となりますが、それは必ずしも患者さん本人とは限らないのです。

人生相談も治療のうち

精神科の門を叩くのは、必ずしも精神疾患を抱えた患者さんとは限りません。

「最近、うちの子の様子がおかしい」と親が子どもを病院に連れてくる場合を考えてみましょう。このような場合、親が困っている問題（子どもの不登校、自傷行為など）と、子どもが困っている問題（家庭や学校での人間関係のトラブル、虐待など）との間にズレがあるものです。最終的に、両親が困っていることと、子どもが困っていることが、どこかで一致すれば、そこから治療が始まることになります。

しかしながら、子どもは「音楽を勉強するために専門学校に進みたい」と言い、親は「音楽で食ってなんかいけやしない、大学でも音楽は趣味として続けられるだろう」と、話が平行線をたどることもあります。

こうしたケースで、医師の私にできることは、子どもに「期限を決めて専門学校に行き、ものにならなければ大学に行く」と約束をさせたり、親に「お子さんの行きたい専門学校を一緒に見学してみてはどうですか」と勧めたりすることくらいです。

その後の成り行きによっては、子どもが選んだ進路で頭を抱えてしまった親の相談を受けたり、治療を続けたりすることもあるでしょう。

このように、当初「患者」と思われた人が治療を望まない、あるいは治療の必要がなく、その一方で家族のなかでもっとも困っている人が、相談や治療を受けにくるケースは、精神科ではまれではありません。

特に、家族関係に問題がある場合は、相談するという行為を通して、家族の問題が整理されて、実際に家族関係が改善することもあります。

本人が「治したい」と思わなければ治療は難しい

これまで紹介した二つの例（認知症の男性を抱える家族、子どもの進路で衝突する親子）では、本人と家族との間で困っていることにズレがあることを示しましたが、さらに別の視点で見ると、もう一つ別のズレが存在します。

それは、家族が病院で治してほしい問題と、精神科医が治療できる問題との間にもズレがあるということです。

認知症の物忘れに関する家族間の問題を、本人や家族の協力なしに解決することはできません。音楽を勉強したい子どもに、医師が大学に行くことを強要することもできません。

アルコール依存症の治療はこの典型です。

アルコール依存症の患者さんは、よく「お酒を適度に飲めるようになりたい」と言います。しかし、現在の医療では、その希望をかなえることはできません。自らの意思を制御できず、〝適度に〟

飲めない状態こそが病気であり、その治療のためには、お酒を一滴も飲まない「断酒」しかないのです。ここにも患者側の希望と治療する側との間にズレがあります。

大量飲酒の影響で肝臓の機能が悪化すれば、本人も体調の異常を感じて病院にやってきます。また、飲酒により幻覚や妄想が出現したり、人が変わったように興奮したりする場合には、強制的な入院措置が取られるかもしれません。

しかしながら、いったんは止めたお酒を、また飲み始めれば、同じような問題を繰り返します。本人が「お酒を止めたい」と望まなければ、アルコール依存症の治療はできないのです。

家族のサポートで断酒を続けることができる患者さんも、たいていは断酒の意志を持っています。ただし、家族関係がアルコール依存症に拍車をかけている場合もあるので注意が必要です。

「夫をアルコール依存症にする妻」というのは言いすぎですが、酩酊して帰宅した夫を介抱したり、二日酔いの夫に代わり会社に休みの電話をしたりと、夫の飲酒にまつわる問題を妻が後始末するような場合、結果的には、夫の大量飲酒を容認していることになるのです。

夫をアルコール依存症にする妻

この典型は、妻の方が夫より高学歴でしっかりしており、気の弱そうな夫は家でくつろげず、退社後に酒を飲み歩くようになる場合です。夫婦がお互いに世間体を気にして「良い妻」「良い夫」を演じるあまり、本音を語り合えず、お互いに自分が至らないからだと、罪悪感を持ってしまいがちです。その結果、飲酒の問題を誰にも相談できません。

このような夫婦の場合、夫に治療の意志がなく、かつ家族への暴力など、飲酒の問題がエスカレートしていくならば、妻は世間体よりも、自分や子どもたちのことを第一に考えて行動するべきでしょう。

別居により、夫が独りになることで、自分が飲酒欲求をコントロールできないという事実と向き合いやすくなる場合もあります。自分がどんどんダメになっていくのを、誰のせいにもできないという「底付き体験」から、「断酒」の意志が生まれてきます。

別居しない場合には、家族もアルコール依存症について勉強したり、同じような問題を抱える「アルコール依存症の家族」同士で意見交換したりすることで、家族自身の問題を振り返ることも必要かもしれません。

アルコール依存症の例は、いささか極端な例と思われるかもしれません。

しかし、精神科が扱う問題には、多かれ少なかれ同じようなところがあります。

本人や家族の望む治療と、精神科医が治療できることの間には、ズレが生じることが少なからずあります。本人がその治療を受け入れるまで、時間が必要だったり、家族の援助や説得が必要だったりすることもあります。

私の場合、初診では、家族の方が一緒ならば、なるべく診察室に入ってもらいます。本人が希望すれば、初めは別々に話を聞く場合もありますが、最終的には、なるべく全員に同じ説明をするよう心がけています。精神医学的に、現在はどういう状態と考えられるのか、そしてそれに対して、どのような治療を提供できるのかを説明し、全員で情報を共有していきます。

一人で病院に来られた患者さんに対しては、「ご家族はどんなふうにおっしゃってますか」「奥さんには相談してますか」と、家族の受け止め方も確認するようにしています。

患者さんや家族の肉声こそが「生きた教科書」

内科の病気、たとえば糖尿病や高血圧症、脂質異常症といった生活習慣病も、アルコール依存症と似ているところがあります。それは、本人に治療の意志がないと、治療ができないところです。また、入院して病気が良くなったとしても、退院後の生活が相変わらず不健康なままであれば、また病気が再発してしまいます。

糖尿病などの病気で入院した場合、なるべく家族にも病院に来てもらい、栄養指導や生活指導が行われます。それ以外にも、病気の原因や治療の必要性、薬の作用・副作用についての勉強会が開かれる場合もあります。こうした指導や教育を目的とした入院は「教育入院」といわれます。

同様に、精神科にも正しい病気の知識と適切な治療方法、薬の効果と副作用などについて、勉強を行う活動があります。これは入院患者さんだけでなく、通院中の患者さんに対しても、デイケアや生活支援センターといった通所施設で行われることもあり、一般的には「心理教育」といわれています。

心理教育とは？

心理教育とは、患者さんや家族の集団に、医師や看護師、精神保健福祉士（精神科ソーシャルワーカー・ＰＳＷ）、作業療法士などが加わって、テキストを使ったグループ学習を行ったり、病気や治療に関する体験を共有したり、専門的な意見を聞けたりする治療的な活動です。

集団で行うのは、単に効率が良いという理由からではありません。他の患者さんの症状や治療体験こそが、まさに生きた教科書だからです。精神疾患の症状というのは、言葉では「不眠」「抑うつ気分」「幻聴」「妄想」などと表現されますが、症状のあらわれ方や程度は人それぞれで、一言では表現できない難しさがあるのです。

患者さんが、「自分はこんな症状で苦しんでいるんだけれど」と話されると、それを聞いている他の患者さんも、自分もまったく同じだとか、自分の場合はこうだったとか、さまざまな反響があります。医師が説明するよりも、患者さんのこうした体験談を聞いて、「やっぱり自分はうつ病だったんだ」と実感される人も少なくありません。

また、その場にいる家族や、医療従事者にとっても、本人が本当に困っている病気や症状を理解できるので、とても役立ちます。

このような集団による治療は、精神科の特有のものといえ、自分の病気と向き合ったり、薬を飲んだりといった治療的な営みが、決して自分だけの孤独なものではないと実感できます。

長期間、同じメンバーで定期的に集まるグループとしては、アルコールや薬物への依存から立ち直るためのグループ、性的虐待や家庭内暴力の被害者のためのグループがあり、公的機関やＮＰＯの支援のもと、各地で活動しています。

近年は、うつ病の患者を対象とした治療グループも増えてきました。うつになりやすい考え方に気づき、それを変えていく集団認知行動療法や、職場への復帰や新たな就労を目指す復職支援プログラムが、各地の医療機関や民間団体で行われています。

PART 2

精神疾患について、もう少し深く知る

ここでは、精神疾患を「外因性」「内因性」「心因性」の３つに分類し、それぞれの特徴や治療方法について説明していきます。また、後半では、病気のパターンから診断を「見立て」るのに必要な精神病理学的な考え方と、単なる症状の組み合わせを点数化して病気の線引きをする「操作的診断」方法の違いに言及します。

検査で診断できる精神疾患とは

精神科の病気は、外因性精神疾患、内因性精神疾患、心因性精神疾患の三つに分けることができます。ここからは、少し専門的な内容になりますが、自分の病気をよく理解するということは、治療をはじめ、今後自分の病気とどう付き合っていくかという点においても大きく役立ちます。

では、まずは外因性精神疾患について説明します。これは内科や外科の病気と同じように、検査で診断が可能な精神疾患です。

そして、外因性精神疾患はさらに二つに分類することができます。

たとえば、抑うつ気分、不眠、食欲の低下といった、一見うつ病と思われるような症状であっても、いざ血液検査の結果を見てみると、甲状腺の機能障害が原因だったということがあります。また、ステロイド、インターフェロン、降圧薬といった薬の副作用で、うつ病になる場合もあります。

このように内科の病気や薬の副作用によって引き起こされる精神的な症状を「症状性精神障害」といいます。アルコールや違法薬物などで生じる精神症状も、この部類に入ります。

他方、脳梗塞や脳腫瘍といった脳自体の病気から、うつ、幻覚、記憶障害といった精神症状が生じる場合を「器質性精神障害」といいます。認知症の精神症状も、器質性精神障害に含まれる場合があります（ただし、どこまで含むかは、症状によって異なります）。

精神疾患の分類

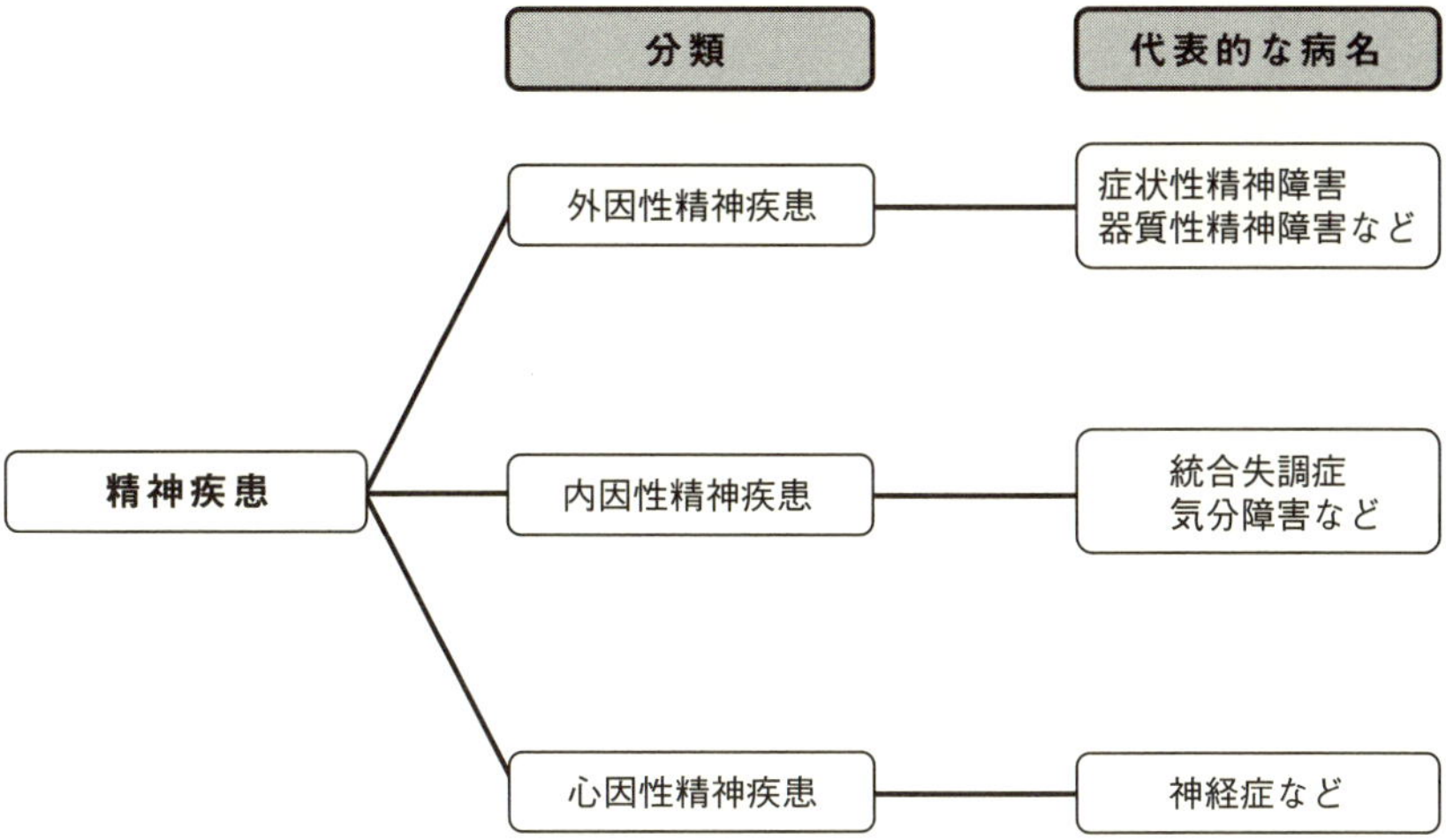

いずれにせよこれらは、その原因が検査で診断が可能な身体的な病気や、薬の副作用といった「精神」の外部にあるので、外因性精神疾患とよばれるのです。

これらの治療に関しては、原因となっている病気の治療や、薬物の中止・変更が優先されますが、それが難しい場合には、精神症状に応じた薬物治療を併用していくことになります。

なお、教科書によっては「てんかん」という脳波の異常が原因で発作が生じる病気も、精神疾患に含まれている場合があります。しかし「てんかん」に関しては現在、神経内科を中心に、小児科や脳外科などが治療を行っています。幻覚、妄想、興奮といった精神症状が激しい場合には、精神科が治療を担当することもあります。

診断が難しい精神疾患とは

ここからは、主要な精神疾患である「内因性精神疾患」と「心因性精神疾患」について説明します。これらの疾患は、検査で診断が確定できるというものではありません。

まずは、20代女性の治療モデルを考えてみましょう。

彼女は中学時代にひどいイジメを受け、不登校になりました。

現在は会社員として働いているものの、新入社員が入ってきたり、部署が移動になったりして、仕事の環境に変化があると、一部の職員の目が気になったり、陰口を言われているような気がして、落ち着かないとのことです。

この女性の生育歴を考えると、このような症状が出ても無理はありません。

このように生育環境のなかで生じたある種の考え方、コンプレックスやトラウマなどの「心理的な問題」から生じるさまざまな症状は「心因性精神疾患」に含まれます。本来は「神経症」とよばれていました。

しかし、この女性が「家に帰っても、職場の人の悪口が聞こえてくるんです。スーパーで買い物をしていても、遠くの方に職場の人がいるようで、私の仕事のミスについてしゃべっているのがはっきりと聞こえるんです」と話した場合は、別の見立てが考えられます。

誰もいない、何のストレスもないところで、こうした幻聴が聞こえ続けるとすれば、これはストレスだけでは説明がつきません。

CTやMRIなどの画像検査や、脳波検査で問題が見つからなかったとしても、このような検査ではわからない、何らかの異常が脳の内部にあって、それが原因で幻聴が聞こえているのではないかと考えられます。

このように「脳の内部」に何らかの原因があると想定される病気が「内因性精神疾患」です。統合失調症や気分障害（うつ病と双極性障害）がこれに該当します。この女性の発言からは、この内因性精神疾患が強く疑われます。

一般的には、多くの人が内因性と心因性を混同して考えており、それがもとで精神疾患への誤解が生じているようです。

人によっては、内因性精神疾患の存在を認めず、すべてが「気持ちの問題」と考え、うつ病や統合失調症の患者さんを「なまけもの」とか「身勝手」と無理解に非難します。また他方では、「悲惨な生い立ちだから」とか「心の傷のせいで」といった心理的・環境的なものに結びつけて同情し、脳内の原因であることを無視する人もいます。

内因性と心因性の混同が精神疾患への誤解を生じさせる

統合失調症やうつ病といった内因性精神疾患には、糖尿病や高血圧症といった身体的な病気と同じように、薬物治療が必要です。

心因性精神疾患の場合、症状を抑えるため、対症療法的に薬物療法を用いますが、より重要なのは心理的なケアです。心理療法がうまくいって、治癒に至れば、薬が不要になることも十分ありえます。

この2つの違いをきちんと区別し、正しい認識を持つ必要があります。

ハード（脳）とソフト（心理）で考える

心因性とか内因性といった言葉は一般の人にとっては聞き慣れず、わかりにくいかもしれません。そこで、便宜上、有形物である脳を「ハード」、無形物である心理・環境的な要因を「ソフト」と見なすことで、ハード（脳）の問題に起因する疾患を内因性、ソフト（心理）の問題に起因する疾患を心因性と捉えてみましょう。

もちろん、こうした分け方はあくまで理念（観念）的なものであり、両者に相関関係があることは念頭においてください。実際、幼少期の虐待による心理的（ソフト）な問題が、脳（ハード）の発達を阻害するという研究報告もあります。

それでも、脳自体の問題と心理・環境面の問題、ハードとソフトの問題という分け方は、診断や治療をしていくうえで非常に大切です。

また、一見同じように見える症状に対しても、背後にあるのがハードの問題なのか、ソフトの問題なのかで、まったく別の対応をしなければならないことがあります。

拒食症や自傷行為といった症状が、ハード（内因性）の問題であれば、薬物療法で速やかに改善することが期待できますが、ソフト（心因性）の問題であれば、心理的ケアが必要となってきます。

たとえば、幻聴に支配されて、壁に頭を打ちつけている人がいるとします。それが内因性のものであれば、何が悲しくて、そのようなことをしているのかを聞き出そうとしても、治療的な意味はあまりないでしょう。しかし、心因性精神疾患であるならば、そうした症状がどのような環境のなかであらわれているのかを、時間をかけて聞いていくところから、本当の治療が始まります。同じように、一見うつ病に見える症状でも、ハードに原因がある場合（内因性うつ病）と、ソフトに原因がある場合（抑うつ神経症）があり、それぞれで対処が異なってきます。

ただし、両者は相関関係にあり、それぞれ単独ではなく、複合的に発症していることもあります。統合失調症や気分障害といった内因性精神疾患の患者さんであっても、症状が落ち着いている時には、心因性の症状が見られることもあります。他方で、心因性精神疾患であるパニック障害や強迫性障害などの患者さんが、後々に統合失調症や双極性障害とわかる場合も、少なくはありません。

なお、本書では取り上げていませんが、知的障害（精神発達遅滞）や発達障害（自閉症スペクトラム）は、ハードの問題ではありますが、内因性精神疾患には含まれません。しかし、こうした障害があると、内因性精神疾患と似たような症状が見られやすくなります。

精神科における健康と病気の線引きとは

内因性と心因性の精神疾患は、糖尿病や高血圧症といった内科の病気とは違って、検査で診断が確定するわけではありません。それでは、健康と病気の境目は、どのように決められるのでしょうか。

もちろん内科の病気でも、「境界型糖尿病」のように、健康と病気の境界の領域があります。精神疾患でも、同じような「境界」の領域があるのですが、どこで線を引くのかは、本人に治療の意志があるのかどうか、周囲の人間から見て問題があるのかどうか、といったところで決まってくる場合もあります。

一つ例を挙げましょう。

60代の女性患者が、たくさんの写真、しかも自分の足やお腹を写した写真を持って一人でやってきて、「寝ている間に、夫が私の体に劇薬をかけるんです。その劇薬のせいで、私の体はこの写真のようになってしまった。寝ているので、誰がやっているのか、その時は気づかないけど、そんなことができるのは一緒に住んでいる夫しかいないのです。私の夫を診てもらえませんか」と訴えました。

果たして、この女性は健康なのでしょうか、それとも何かしらの病気にかかっているのでしょうか。

私が学生のころ、精神科の臨床実習で、健康と病気の間について、指導医に質問を投げかけたところ、その先生はこのように答えてくれました。

「精神科の病気になると、患者は個性を失っていく」

この言葉を手がかりに、精神における健康と病気の線引きを考えてみたいと思います。

病気のパターンは無限にあるわけではない

大学の医学部では、解剖学や生理学といった科目を通して正常な体の仕組みを学び、それから病気について学んでいきます。病気が正常な体の働きから逸脱した状態である以上、正常な体の働きを正しく知っていなければ、病気を正しく理解することができません。

人間の体全体は一つのシステムとして構成されており、異常な状態に陥らないようバランスを取ることで、正常な状態を保っているのです。外界の環境の変化に対して、体は安定した恒常的な状態を保つ、これを「恒常性」（ホメオスタシス）とよびます。

たとえば、夏の暑い日は汗をかいて体温を下げようとし、冬の寒い日は体が震えて体温を上げようとします。水をたくさん飲めば、余分な水は尿として排泄され、脱水状態の時には腎臓で尿中の水分を再吸収することにより、尿の濃度を濃くすることで、水分の排泄を防ぎます。このように私たちの体は、神経・免疫・内分泌（ホルモン）などの相互作用により、外部の環境変化に対して、体内の状態を一定に保つようにできているのです。

人間の体は常に変化と安定の間を揺らいでいます。人体、もしくはそれを構成する細胞のどこか一箇所に問題が生じても、その影響が全体に及ばなければ病気にはなりません。しかし、その修復が間に合わなければ、その一箇所の問題が全体のシステムに影響を及ぼしていきます。

正常な体の仕組みを生理学で学び、そのシステムのバランスが崩れて、病気になっていく仕組みを病理学で学ぶと、病気の状態とは、体が正常なシステムから逸脱し、その状態がどんどん崩れていって、回復不可能な状態へと進んでいく過程であることがわかります。

つまり病気の背後には、健康なシステムのバランスが崩れていく段階がいくつかあり、それに応じた経過や症状の組み合わせが、病気のパターンとして、ある程度決まってくることになります。

症状から病気のパターンを推測する

たとえば、糖尿病の症状を考えてみましょう。

糖尿病が進行すると、目が見えなくなったり、腎不全から貧血になったり、手足がしびれたりと、体のあちこちに、さまざまな症状が出現します。

血糖値が上がることで、血管の内皮細胞は高濃度の糖分にさらされ、傷つけられるのですが、その病理の仕組みを知っていれば、眼底（網膜）や心臓、腎臓、神経といった各器官が、どのような障害を起こすのかが理解できます。

初期の段階では、口渇や多飲などの症状がしばらく続きますが、これも血糖値の上昇から説明できます。血糖値が高いと、尿に糖分が混ざり、糖と一緒に水分も出ていってしまうので、体が水分を欲して口が渇くのです。このような症状の変化のパターンを知っていれば、すでにあらわれている身体症状から糖尿病を疑って、血糖値を検査し診断を決定することができます。

人間の思考や気分といった目に見えない心の動きも、全体として一つのシステムを構成していると考えてみましょう。血糖値のように数値化はできませんが、症状の経過から、健康だったシステムがどのようにバランスを崩していくのかを、丹念に追っていきます。

たとえば統合失調症の患者さんは、脳の内部の何らかの障害により、自我障害が生じ、その結果、かすかな物音や他人の気配が自分をおびやかすように感じられたり、反対に自分しか知らないはずのことが、他人に伝わっているように感じられたりします。

また、夢と同じように、本来は自分の心が作っているはずの言葉や考えが、耳元や家の外から聞こえてきたり、反対に他人の考えや特徴が、自分のなかに見つかったりします。

このように統合失調症の患者さんが、自分が自分ではないような感覚、あるいは世の中があべこべになってしまったかのような、外界への強烈な違和感を覚えることがあるのですが、私はそれを、自分と自分以外のものを隔てる壁に、ほころびが生じてくるようなイメージで理解しています。

うつ病や双極性障害といった気分障害も、脳内の何らかの障害により、「気分」としか表現しようのない心的なエネルギーが、極端に、そして時には周期的に変化するところに、病気の本質があるように思われます。この「気分」の変化から、「躁」や「うつ」が含む、感情や思考、意欲、行動、認知や意識レベルにまでおよぶ多彩な症状が理解できるのではないかと考えています。

健康だったシステムが、どのようにバランスを崩していくのかを追う

健康な精神状態が、脳内の何らかの障害が原因でバランスを崩していくプロセスは、まだ科学的には解明されていません。しかし、臨床の現場からは、その経験からさまざまな理解の方法が提案されています。これを精神病理学とよびます。

いつから、どのような症状が出現したのか、そこに患者さんの性別と年齢を加味することで、病気のパターンがある程度まで浮かび上がってきます。また、その時は病気と診断できる状態ではなくても、近い将来の発症を疑うこともあります。そして、実際に治療をスタートし、薬がどの程度効いているかをチェックしていくなかで、この診断の是非を確認していきます。

操作的診断と見立て

このような病気のパターンのうち、症状の組み合わせのみを取り出してチェックリストを作り、点数化して病気かどうかを診断するような診断方法を、専門的には「操作的診断」といいます。用意された質問を、どの順番で行い、その際に何を観察し、どこをチェックするのか、このように診断の過程を「操作」するという意味で操作的とよばれています。

一般的な検査では診断が難しい精神疾患の場合、このように診察の過程や評価基準を操作的に決めることで、医師間の判断のばらつきを最小限に抑えることができます。同時に病気の重症度を点数化できるので、ある治療方法や薬の効果を、その治療の前後の点数の差で評価することができます。この二つの特徴のおかげで、治療方法や薬の効果を統計的に評価する際には、操作的診断が欠かせないものとなりました。

操作的診断の方法や診断基準をきちんと学び、その操作にしたがえば、誰でも同じように診断を下せるようになっています。その意味では、操作的診断基準によって、健康と病気の間に境界を引くことが可能でしょう。

もし精神科臨床の経験がまったくない医師が、目の前にいる人の訴えを聞いて、病気かどうかを判断しなければならないとしたら、操作的診断を用いることになります。

しかし、精神疾患の実例を何例も経験すると、単なる症状の組み合わせを越えた病気のパターンが浮かび上がってきて、「見立て」がつくようになってきます。

「精神科の病気になると、患者は個性を失っていく」というのは、もちろんすべての個性を失うわけではありませんが、専門家の視点から見ると「人が病気のパターンに染まっていくこと」といえるのかもしれません。そして、病気が進めば進むほど、あるいは病気の重症度に応じて、病気のパターンが明らかになってくるのです。

人が病気のパターンに染まっていく

それでは、先ほどの「劇薬を足にかけられる」と訴える女性の話に戻って、果たして、彼女が健康なのか、そうではないのか、検証してみましょう。

この女性は「自分の夫を診てほしい」と訴えています。夫と同伴ではないので、夫の診察はできません。

ただし常識的に考えると、ぐっすり寝ていても、体に劇薬をかけられれば、目が覚めて、誰が犯人かわかるはずです。しかし彼女は「誰がやっているのか、その時は気づかないが、そんなことができるのは一緒に住んでいる夫しかいない」と言うのです。もし本当に夫が劇薬をかけているならば、家庭内暴力なので、警察に相談すべき案件かもしれません。

この女性は妄想性障害（パラノイア）の治療モデルです。このように、話のつじつまが合わないところが何とも奇妙なのですが、経験のある精神科医ならば、本人の訴えはあまり詳しく聞きません。妄想性障害という見立てがついた以上、話のつじつまが合わないとか、写真も自作自演かもしれないとかいうことは織り込み済みなのです。

このような患者さんの場合、話のおかしな点を指摘すると、本人がますます怒り出して話がこじれてしまうことがあるので、本人が本当に困っていることを聞き出すことにします。夫婦間に何か問題があれば解決の方法を一緒に考え、幻聴や知覚過敏、うつや躁といった気分の変動があれば治療を提案します。

しかしながら、「私は治療なんか必要ない。治療が必要なのは夫だ」の一点張りであれば、治療の対象外としてお引き取り願うしかないでしょう。

妄想性障害は、内因性精神疾患と心因性精神疾患の間にあり、たとえば、知覚が過敏になっている、不安な出来事や現象に敏感になっている、気力低下の状態が続いている、といった内因性精神疾患を疑わせる徴候があれば、ある程度は薬物療法が有効です。

高齢者やアルコール依存症の患者さんに見られるような場合は、老化やアルコールによる外因性精神疾患と考えることもできるかもしれません。この場合も、内因性精神疾患と同じような治療を行います。

女性の場合、更年期にさしかかって女性としての自信を失う、子どもが自立して母親としての役割を終える、といった心理的な不安を背景に、「夫が浮気をしている」という妄想的確信が生まれてくることがあります。「中年女性の嫉妬妄想」とよばれ、心理・環境面の影響も大きく、このケースでは薬がなかなか効かないこともあります。

参考までに、荻野恒一著『嫉妬の構造』(現代教養文庫)には、心因性、内因性、その境界といった、さまざまな病態の嫉妬について説明されており、興味のある方は一読することをお勧めします。

PART 3

なぜこころを病んでしまうのか（神経症について）

ここでは、前述したハード（脳）とソフト（心理）の話の続きで、「ハードは正常でも、ソフトに問題がある」と考えられる心因性精神疾患（神経症）について、さらに掘り下げていきます。特にトラウマと神経症との関係について詳しく説明します。

なお、先ほど心因性精神疾患について述べましたが、これは「神経症」ともいわれます。ここからは神経症として話を進めます。

人は誰もが神経症的存在である

ここからは神経症について少し掘り下げて話を進めていきます。

神経症という言葉は、最近の精神医療ではあまり使われなくなりました。というのも、ＰＡＲＴ２で触れたように、治療薬や治療法の効果を評価する目的で操作的診断が広く使われるようになり、その結果、神経症はその症状のあらわれ方によって、パニック障害や強迫性障害、パーソナリティ障害などに解体してしまったのです。

ここでは、心理的・環境的要因から引き起こされる精神疾患の総称として神経症という言葉を使います。先に述べた心因性精神疾患と同じ意味です。

さて、われわれが社会で生きていくうえで、程度の大小はあるとはいえ、誰もがストレスから逃れることはできません。

健康な人は、さまざまなストレスに対して、時と場合に応じて適切に、時には個性的に、時には創造的に対処できます。

ところが神経症の人は、身に降りかかるさまざまなストレスに対して、同じような反応をしてしまいます。たとえば、過度のストレスを感じると、お腹が痛くなって下痢をする、飲酒量が増える、嫌なことを意識から切り離して逃避する、といった反応を示すのです。

また、高所恐怖や、先端恐怖、対人恐怖といったように、ある特定のことがストレスとなる場合もあります。

そもそも、人間は過度のストレスにさらされると、程度の差はあれ、誰でも何らかの神経症の症状があらわれるものです。その意味では、人は誰もが神経症的な存在であるともいえます。

精神科医も人間である以上、神経症的な存在

もちろん、精神科医も人間である以上、神経症的な存在です。

たとえば、妻を殴ったことのある精神科医が、女性の患者さんから「夫に殴られる」といった相談を受けたとします。

その精神科医が、「妻を殴ったことがある」という経験に対し、過度の自責感を持っていれば、夫の方を非難するでしょう。反対に、日頃から妻に暴力を振るっているとしたら、その女性の不満を過小評価するかもしれません。

治療者自身に相談内容と同じような経験があって、それが現在も進行中であるとか、トラウマやコンプレックスになっている場合には、患者さんの相談に適切に対処できない可能性があります。

また、似たような経験がなかったとしても、患者さんが自身のショックな体験を話すと、それを聞いた治療者にとっても、その体験談がトラウマとなる場合もあります。たとえば「頭が痛い」という神経症の患者さんの話を聞いていて、治療者も頭痛を感じるようなことが実際にあるのです。

このような体験から、神経症の治療が苦手になる医師もいると思われます。初めから、この手の話を患者さんにさせない医師もいます。しかしながら、こうした現象をあまり理解せず、患者さんの話に拒否反応を示してしまうと、治療者は結果的に、患者さ

んのトラウマを否認してしまうことになるのです。

たとえば医師が「それは運が悪かったんだね」とか、「もう昔のことだから、早く忘れましょう」といった具合に対応してしまうと、患者さんは「こうした話はしてはいけないんだ」、「自分のせいだったんだ」と思い込んでしまう場合があります。

したがって、神経症の治療にあたっては、治療者が自分自身の神経症をある程度克服できる能力が必要となります。治療者が患者さんの話を聞いた時に、「頭が痛くなったり、イライラしたりするのはなぜなのか」といった自分自身の問題に気づき、コントロールする能力が治療者には求められるのです。

それができなければ、先ほどのように、知らず知らずのうちに、患者さんのトラウマを抑圧し、そのまま放置し続けてしまうことにもなりかねないのです。トラウマが抑圧され続ければ、それに伴う症状も、形を変えて患者さんを苦しめ続けることになってしまいます。

なお、内因性精神疾患に伴う、幻覚、妄想、躁状態、うつ状態は、神経症の治療とは異なり、基本的に薬物治療でコントロールします。治療者が患者さんの話をさえぎったとしても、そのことで治療効果が左右されることはあまりありません。

患者さんが訴える症状の背後に想定される疾患が、内因性か心因性かで、治療者の対応も変わってくるのです。

幼少期に性的虐待を受けた女性はどうなるか

幼少期に虐待を受けた子どもには、その成長過程において、さまざまな神経症の症状があらわれます。

ここでは女性が幼少期に負った性的虐待のリスクを考えてみたいと思います。

そうした多くの女性が、自分の受けた性的虐待について、いろいろな理由から母親に打ち明けられなかったり、相談しても「ついていくあなたが悪い！」と逆に咎《とが》められたりしています。一部の例からわかることは、そのような場合、じつは母親自身にも似たような傷つき体験があって、それを克服できていないことが原因となり、自分の娘の訴えを否認してしまうという、世代を越えた「虐待の連鎖」がありうるということです。

世代を越えた「虐待の連鎖」

もしくは、「まだこの子は幼いから」と「なかったこと」にしている場合もあります。しかし表面上は「なかったこと」になっていても、子どもの体には記憶されているわけで、このような場合、治療はより一層困難となります。

抑うつ状態、自傷行為、拒食症、パニック発作、閉所恐怖、男性恐怖など、さまざまな神経症症状の原因として、後から性的虐待の影響であったとわかることがあります。学童期には、自分がされたことの意味がわからなくても、中学生になってその意味を理解して、症状が発現するケースもあります。

このような過去を持つ女性は、男性の性的欲求の対象になることを恐れ、地味で男性的な外見を装う人もいれば、反対に過度に女性らしく着飾る人もいます。

あえて女性らしく着飾る人の心理には、性的虐待の体験や、それにまつわる感情を記憶のなかから締め出そうとするあまり、「男性なんて怖くない」と、本音とは正反対の行動をとることがあります。こうした傾向を「反動形成」といいます。

また、「性的虐待なんて、大したことがない」と自分に言い聞かせるかのように、軽はずみな肉体関係を持ったり、売春を繰り返したりする場合もあります。このように本来、自分がもっとも嫌悪している行動なのに、それを繰り返してしまうことを「反復強迫」とよびます。無意識のうちに残酷な漫画や映画を繰り返し見てしまうというような行為も反復強迫の一つです。

本人の表面的な言動からは、性的虐待をまったく疑えないような場合でも、それは反動形成や反復強迫である場合もあり、これは専門家でなければ判別が難しいと思われます。

時間の経過とともに、同じ患者さんに、さまざまな症状があらわれるのが、神経症の特徴の一つです。それればかりか、神経症の症状というものは、時代や社会によっても変化するので、操作的診断がより難しくなります。

神経症は時代や社会によって変化する

たとえば90年代後半に、日本で解離性同一性障害（いわゆる多重人格）の症例報告が増加したことがありました。このような複数の人格を持つ人は、幼少期に長期間、身体的虐待や性的虐待を受けていた可能性が高いのです。これはつまり、70〜80年代に増加した核家族や片親家庭の裏側で、虐待されていた子どもの数も増えていたという事実を反映しているとも考えられます。

しかしながら、解離性同一性障害はそれまで非常にまれな症例だったので、統合失調症と誤診されたり、治療者がわざと誘導しているのではないかと疑われたりもしました。特に、当時のアメリカでは「患者が口にした幼少期の虐待の話は、じつは治療者が誘導したもので、現実にはなかった」という報道もあり、「治療者による洗脳」や「間違った記憶」として扱われることもありました。

幼時期の「間違った記憶」に関しては、百年前に神経症を「発見」したフロイトですら、誤った結論を出してしまいました。フロイトの時代において、親族内での性的虐待は、いま以上に敏感な問題であったと思われますが、フロイトは最終的に「その多くは患者の幻想上の話である」と結論づけたのです。

性的虐待の話を聞いても、まったく信じない人もいた

90年代後半の日本では、すでに児童虐待が深刻な社会問題になりつつありました。それにもかかわらず、こうしたフロイトの結論だけが、時代や文化を越えて独り歩きしてしまったようで、フロイト派の専門家のなかには、現実にあった性的虐待の話を聞いても、まったく信じない人もいました。

幼児期の性的虐待というトラウマは、それを見出した社会にとっても大きなトラウマとなるのかもしれません。そして、トラウマの正体は時代や文化とともに変わっていきます。

社会がそのような問題を「抑圧」せず、正面から向き合うためには、専門家の果たす

に、現実の社会の変化にも注意を払っていく必要があるのです。

トラウマとは何か

そもそも「トラウマ」（心的外傷）とはどういうものなのでしょうか?

トラウマとは、ある出来事によるショック体験がそのまま心の傷となってしまうことで、PTSD（Post Traumatic Stress Disorder：心的外傷後ストレス障害）を引き起こすこともあります。

ショック体験には大小さまざまなケースがありますが、人によっては、戦争や災害といった大規模な災禍に対しては深い同情や理解を示すものの、職場や家庭といった身近で起こりうる暴力や虐待については他人事のように感じる向きもあるかもしれません。

たとえば第2次世界大戦後、満州や朝鮮半島から命からがら日本に引き揚げてきた人たちが大勢いました。空襲や災害で身内を亡くしたり、手足を失って引き揚げてきたりした人も少なくありません。そうしたなかで強姦の被害に遭う女性も多く、引揚者の多い福岡県では、望まない妊娠をした女性の堕胎を行う医療施設「二日市保養所」もありました。

当然、被害者のショックは非常に大きなもので、望まない妊娠を苦に自殺された女性も少なくなかったといわれています。

戦争や大きな災害が起こると、心や体に傷を負った人が大量に生み出されます。政治的にそのことを語ることがタブー視されるような場合を除けば、日常生活のさまざまな場面で、傷を負った人たちがお互いの体験を語り合ったり、慰め合ったりするのは自然なことです。そして、そうした自然な交流のなかで、ショック体験は言語化され、体験やそれに伴う感情が共有されていくことになります。

人間は自分が負ったトラウマを言語化することで少しずつ振り返り、そこでわき起こってくる不安、恐怖、怒りといった陰性の感情を、自分自身の当然の感情として引き受けることで感情のわだかまりを整理し、自分自身の体験や記憶と結びつけていくことができるのです。トラウマが、普通の「悲しくて嫌な思い出」へと変わっていくためには、こうした過程を、ゆっくりと時間をかけて消化する必要があります。

問題は、このようなショック体験を、安心して語り合え、共有できる場がない時です。その場合、「心の傷」は記憶の片隅に追いやられ、整理されることなく、心のどこかに残り続けてしまいます。

そしてある時、この「心の傷」に何らかの刺激が与えられると、不安や怒り、悲しみなどの相まった陰性の感情を引き起こし、動悸や頭痛、息苦しさといった神経症的症状としてあらわれることもあれば、時には、それを想起させる周囲の人間や出来事にぶつけられることもあるのです。

一見よくあるイジメやショック体験であっても、本当に公然と、ありふれて体験されているのか。それとも、そんなことが起こりえないような状況で、特定の個人だけに起こっているのか。心の傷の癒え方は、その当事者が、正面からその傷に向き合え

トラウマが、普通の「悲しくて嫌な思い出」へと変わっていくためには

るかどうかで決まってきます。

些細な心の傷でも、家族や世間、国や社会がその抑圧に加担するならば、傷は癒えないまま（＝言えないまま）、その人を一生苦しめる場合もあるのです。

戦後半世紀以上が過ぎ、経済的に豊かになった日本。

その豊かさの象徴である大都市において、核家族化、人間関係の希薄化、住環境の密室化といったライフスタイルの変化に伴い、児童虐待は増加しています。一見平穏な日常でも、壁一枚へだてた隣室では、戦後の混乱期に見られたような悲劇が繰り広げられているかもしれないのです。

社会はこのような不条理な現実には目をそらしがちです。しかし、精神科医のもとには、そのような過酷な現実を体験した人がやってきます。思い出すのも怖く言葉にすらできない過去、不本意ながらも泣き寝入りせざるを得えなかった犯罪被害、このようなつらい記憶を語ることができる場を、精神科医は提供しなくてはならないのです。

神経症とは何か

そもそも神経症とは、どのような性質のものなのでしょうか。

正しく理解するためには、神経症を治療可能な病気として「発見」した、フロイトの著作を読んで頂きたいのですが、ここでは私なりの解釈をかいつまんで記してみたいと思います。

動物のしつけを例に挙げましょう。

犬にエサを与える時、「飼い主が許可するまでは、エサを食べてはいけない」と犬に教えます。もし、飼い主が許可する前に食べようとしたら、犬は叱られます。すると、犬は叱られないように、飼い主の許可を待つようになるわけです。ただし、極度にお腹が空いた状態で、エサを目の前に、長く待たされるとしたら、それは犬にとってかなりのストレスになることでしょう。

動物が人間とともに文化的な生活を営んでいくには、さまざまな欲求を我慢するように、しつける必要があります。

しかしそれは、人間にも同じことがいえるのです。「文化的な生活」が複雑に発展していくと、我慢しなくてはいけないことも増えていきます。

ただ、人間と動物の違いは、言葉を使って、そうした我慢を正当化できるところです。

「みんながそうしているから仕方がない」

「うちは、よその家とは違うから仕方がない」

こういう言う訳で自らの我慢を正当化している間は、まだ自分が何を我慢しているかが意識されています。

「抑圧」という言葉の本来の意味は、このように集団生活のなかで我慢を強いられることでした。

しかし、これが一歩進んで、たとえば

「うちは両親が学校の先生だから、生徒の模範にならないといけない」、

「みんなに好かれる人気者になりたい」

と、自ら進んで社会のルールや価値観を取り入れるようになると、我慢は我慢でな

「文化的な生活」が
複雑に発展していくと、
我慢すべきことが増えていく

くなり、本来我慢されていたはずのことも忘れられてしまいます。

フロイトは神経症の治療を重ねていくなかで、人間がそれと意識できなくても、知っているような体験を「無意識」に位置づけました。

たとえば、子どもの頃にしつけられたこと、我慢させられたことの多くは、大人になるにつれて、記憶の奥底にしまわれたり、習慣化したり、常態化したりして、いちいち意識することはなくなります。つまり、無意識にある状態といえるのです。

前述したショック体験も、「なかったこと」にしておくべきだとか、「他人に気取られてはいけない」と思い込まされてしまうと、その体験そのものだけでなく、その体験が引き起こすはずのさまざまな感情も含めて、無意識へと抑圧されていきます。

「自分」はどのように形成されるのか

人間は物心がつき、誰かから与えられた名前を、自分の名前として引き受けた時から、他人から見られる「自分」を意識するようになります。そして、そのような自分を演じるなかで、言語や社会性を身につけていきます。

幼少期は「演じている」という自覚なしに、与えられた役割を演じている時期です。それだからこそ、この時期のショック体験は、周囲がそう望めば、「なかったこと」にされやすいのです。

小、中学生になると、自分だけの秘密や交友関係を核として、「人から見られる自分」から一歩距離を置いた「自我」が少しずつできあがってきます。しかし、それは「自分自身」ではありません。それまでの「人から見られる自分」をより理想的なものとした自分像、もしくは「人から見られる自分」とは正反対の自分像だったりします。

自分の目で自分の眼球そのものを直接見ることができないように、自分では「自分自身」のことを直接知ることはできません。自分の目が鏡に映った自分の眼球しか見ることができないように、「自分自身」は他人という鏡を通してしか、「自分自身」のことがわからないのです。

人間が社会で生きていくためには、このような「人から見られる自分」や、それをもとに作り上げる「こうありたい自分」といった「イメージ」を、「自分自身」として引き受けて、社会で振舞っていかなくてはなりません。

しかし、そのような自分を作り上げるために、過去にあったことを「なかったこと」にしたり、感じるべき不安や怒り、悲しみを「感じないこと」にするのは、「役になりきりすぎた状態」といえるのでしょう。

特に人生の早い時期から、喜怒哀楽の自然な発露を抑圧される環境に置かれると、本来持っている感情よりも、「自分がどう考えるべきか」、「人前でどのように振る舞うべきか」という思考が優先されてしまい、「自分自身」の感情がわからなくなってしまいます。

人から見られる「自分」・こうありたい「自分」＞自分自身

人は誰でも、この二つの隔たりを生きることになるのですが、この隔たりが大きくなりすぎて、心と体のバランスが崩れた状態を「神経症」とよぶのです。

現実に生きている「自分自身」と、自分がそう思い込んでいる「イメージの自分」との差が大きすぎると、息苦しくなったり（過換気発作）、歩けなくなったり（転換性障害）、ボーっとして記憶が飛んだり（解離性障害）、不安から些細なことが気になったり（強迫観念）、同じことを無意味に何度も繰り返したり（強迫行為）といった症状が出現します。これは神経症の典型的な症状ですが、ほかにも胃に穴が開いたり、血圧が上がったり、最悪の場合は突然死に至ったりすることもあります。

治療の対象となる神経症、ならない神経症

人間が言葉を使って社会や文化を形成する限り、人間は成長の段階で多かれ少なかれ神経症に悩まされることになり、ストレスが限界を越えると各種症状が出現します。

神経症において「健康」と「病気」の線引きをするならば、その境界線は、まずは本人が悩んでいるかどうかでしょう。

たとえば、高所恐怖症であっても、日常生活に支障をきたすことは少ないでしょうし、飛行機恐怖症でも、飛行機に乗らずに一生を終えることもできます。本人がそれを受容していて、さほど困っていない問題であれば、それは「健康な神経症」とよんでもいいでしょう。

一昔前の日本で、若い男性によく見られた「赤面恐怖症」とよばれる症状があります。ありてい

にいえば、人前で緊張して顔が赤らむ現象のことですが、人前でちょっとした失敗をした時など、誰にでも起こりうる生理的な現象です。

これは多くの場合、社会に出てさまざまな人とかかわっていくうちに、自然と消えていきます。しかし重症の場合には、人前に立つことすらできなくなって、外出もままならなくなります。

社会生活を送るうえで、明らかに支障となるような場合には、病気と考えて治療を積極的に考えた方がいいでしょう。このように、自分で自分の症状に困って、病院にやってくる人たちの症状が、典型的な神経症の症状として分類されてきました。

神経症の症状は時代とともに変化する

すでに述べたように、神経症の症状は時代とともに変化します。

赤面恐怖も今日ではほとんど見かけなくなりました。かつて赤面恐怖に苦しむ男性は、自分の小心ぶりを恥じて、自分自身を責める傾向にありました。

しかし最近では、顔を赤らめながら、自分に恥をかかせた（と思っている）相手のあげ足を取って、怒声を張り上げて責めるようなケースも見かけます。じつはこれはかつて赤面恐怖症といわれていたものと本質的には同じで、かつては自分自身を責めていたのが、他人を責めるようになっただけなのです。

このような人は、自分のストレスの原因は相手にあると考えているため、自ら受診することはあまりありません。受診につながるのは、たとえば、対人関係のトラブルにより、腹が立って眠れなくなったり、イライラして落ち着かなくなったりすることで、初めて自分で困って受診するのです。

そうした人の話を聞く限り、環境因である対人関係のストレスが原因と考えられるため、神経症にあたるはずです。しかし、典型的な神経症の症状が見られないため、「神経症性不眠」とか、「適応障害」と診断されることになるでしょう。

アダルト・チルドレン

もう一つ、典型的な神経症にはあたらないものの、ここ20年くらいで目立ち始めたのが、いわゆる「アダルト・チルドレン」とよばれるタイプです。

典型的な例は、父親がアルコール依存症や病的酩酊（酩酊時の記憶がなく、その間は人柄が変わって乱暴になる）で、両親の間にケンカや暴力といった不和が絶えない家庭で幼年期を過ごした人です。

そのような家庭環境におかれた子どもは、父親がいつ豹変するのか、母親が自分を守ってくれないのではないか、と不安に襲われたり、あるいは自分が父親から母親を守らなければいけない、妹や弟の面倒を見なくてはいけない、と無理して自分の気持ちを押し殺したりします。その結果、父親や母親の顔色ばかりうかがい、甘えたい、遊びたい、泣きたい、といった子どもが本来持つべき感情を押し殺しながら幼少時代を過ごすことになります。

人は誰もが「自分の感情については自分が一番わかっている」と思っています。

しかし、それは素直な感情をありのままに出せる相手や場が保障され、そこで素直に感情をあらわすことで初めて、怒り、悲しみ、喜びといった自分自身の感情を認識できるのです。いったん、そういった感覚を身につければ、その感情はどういう時に沸き起こるのか、あるいはその感情をどう表現するのか、または発散するのか、ということを自然と体得していくことができます。

ところが、自分の喜怒哀楽を素直に出すことができない幼少期が続くと、自分自身の本当の感情や気持ちがわからなくなってしまい、ただただ目の前の人を怒らせないようにする、あるいは悲しませないようにする、といったように相手に配慮しながら、笑ったり喜んだりするようになります。そして、その配慮が自分の本当の気持であると錯覚するようになってしまいます。

このような人は一見すると大人しくて良い子に見えたり、ニコニコと人当りの良い性格に見えたりします。入院しても自分の本音を出すことはなく、「イヤ！」とか「ムリ！」といった感情を表に出しません。特に他人との衝突をもっとも嫌うので、人からの申し出を断ることもなければ、他人の関心を引くような目立った行動を取ることもありません。「人から嫌われない」行動を取ることが、自分自身の本音よりも優先されるよう、無意識のうちに条件づけられているのです。

しかし、このような窮屈な精神状態が長く続くわけでもなく、1カ月もしないうちに人間関係に疲れて、イライラしたり、落ち込んだり、ちょっとしたことで激昂したりと、態度が一変します。

自傷行為や摂食障害で入院中の患者さんにも、このような行動パターンがよく見られます。

自分の感情については自分が一番わかっているのか？

自分の感情表現をある程度コントロールできるためには、自分のなかで沸き起こった感情が、何に対する、どのような感情なのかを、きちんと認識できていなくてはなりません。

しかしながら、このような患者さんは、自分の本当の感情と向き合うことなく、ただただそれを抑え込んできただけなので、感情のコントロールが苦手なのです。

その結果、コントロールの効かない自分自身を傷つけたり（自傷）、感情の代わりに体重をコントロールしようとしたり（拒食、過食、嘔吐）といった症状が出現することになります。

本人がそうした症状で困っていれば、自傷や拒食なども神経症の症状といってもいいでしょう。しかし、これは本人が周囲の人のことを思いやって、自分を一生懸命コントロールしようとしたことの副産物でもあり、自分のほうが悪いとか、治さなければならないといった自覚は生じにくいのです。

家庭内暴力やアルコール依存症のパートナーから離れられないような人もいます。

「暴力は痛くて嫌だ」という自然な感情は抑圧される反面、形はどうであれ、自分を認めてくれる人がそばにいないと、空虚感や死にたい気持ちが表に出てきてしまうのです。

自分自身の本当の喜怒哀楽がつかめていなければ、何がストレスになっているのかがわからないだけでなく、自分が何をしている時が一番楽しいのかもわかりません。したがって、アダルト・チルドレンの人は、周囲の反応に振り回されているだけで、生きていて楽しいという実感もとぼしく、自己肯定感の低い人間になってしまいやすいのです。

パーソナリティ障害

明らかに神経症の様相をみせており、家族や仕事仲間が心配したり、困ったりしているにもかかわらず、当事者が自分自身の問題と気づいていなかったり、現状を受け入れて治す意志がなかったりしているケースはよくあります。

そもそも、今日まで治療の対象とされていた神経症は、本人が困っている症状に応じて「不安神経症」や「強迫性神経症」などと分類されてきました。

しかし、本人が直接自分のことで困っているわけではないような場合、症状に応じた分類が難しくなります。そのため、本人の性格傾向に応じて「回避性」とか「自己愛性」といった、各種の「パーソナリティ障害」に分類されるようになりました。

ここでは便宜的に、自ら困って受診する「神経症」と、困っているのは他人で、自分のことではあまり困っていない「パーソナリティ障害」という分け方をしました。

自ら困って受診する神経症であっても、その治療の過程で、家族や他の患者さんを巻き込んだり、自傷行為や（社会規範や病棟ルールからの）逸脱行為、否認や攻撃で周囲の人をうんざりさせたりすることは、決して珍しいことではありません。

また、パーソナリティ障害も、多くの場合、その本質は前述した神経症の問題にあるので、従来からある「不安神経症」や「強迫性神経症」といった神経症とはっきりと区別されるわけではありません。

ただ、パーソナリティ障害の難しいところは、「本人が困っているから病気」という線引きができないことです。本人に病気の自覚がなく、治療の意志もなければ、医師は何もできません。周囲の人が、本人の扱いに困って病院に連れてくることもありますが、本人が自分自身の問題に気づいて、「自分が変わらないと」と考えるようになるまで、待つしかないことも多いのです。

統合失調症と間違えられる神経症の症状

統合失調症やうつ病といった内因性精神疾患でも、神経症的な症状が目立ち、神経症と間違われることがあります。その反対に、神経症であっても、重症の場合には、内因性精神疾患に特徴的な症状が見られる場合があります。

ハード（内因）とソフト（心理）、両方の問題を診断や治療の対象とするためには、「操作的診断基準」を手放し、まずは患者さんやその家族の話に耳を傾けることが大切です。特に、神経症の領域は患者の立場に立って話を聞かないと、患者さんが何を抑圧し、どのような無意識の葛藤を抱えているのかが見えてこないのです。

ここでは、解離性同一性障害の治療モデルを提示します。幼少期に数年間、家庭内で性的虐待を受けていた20代の女性が、「声が出なくなった」という訴えで家族と受診されました。

統合失調症と誤診されていたかもしれません

2回目の受診時には、もう声は出るようになっていました。しかし、彼女が両親の話をする時には、必ず一呼吸置いて「こんなことを言っては、いけないんですけど」と前置きしながら、すべて敬語で話していました。

私が「いつもご家族のことを話す時には、敬語を使われるんですね」とさりげなく指摘すると、彼女は突然泣き出し、それから少しずつですが、家庭内の問題が、いくぶん他人事のように語られ始めました。というのも、「両親のことを悪く言ってはいけない」「母親を悲しませてはいけない」「感情は醜い」といった言葉で、外傷的な体験にまつわる記憶や感情を抑圧することが正当化されていたからです。

この患者さんには、すでに解離性の健忘や幻聴、それに人格交代といった症状も起こっていました。その部分だけを取り上げれば、統合失調症と誤診されていたかもしれません。表面的な礼儀正しさや家族への配慮ある言動から、家庭環境に問題がないと考え、心的外傷体験の存在に気づかなかったとしたら、診断や治療が遅れることになったでしょう。こうした古典的な神経症の患者さんは、反動形成から丁寧な言葉遣いや控えめな態度をとることが少なくないのです。

また、知的障害（精神発達遅滞）や発達障害（自閉症スペクトラム）のように、知能の低下やバラつきから、普通なら神経症症状を引き起こすようなストレスに対しても、統合失調症のような幻覚や妄想が出現することもあります。

ＰＡＲＴ２の最後で触れた妄想性障害とともに、統合失調症に近い部分と、神経症の部分とを、視野に収めながら診断や治療を進めていかなければなりません。

うつ病と間違えられやすい抑うつ神経症

悲しい出来事の後、気分が１～２週間落ち込むのは人間としてまったく正常な反応です。しかし、1カ月を過ぎても気分の落ち込みが続き、食欲もなく、意欲や集中力も低下していくとしたら、それは「うつ病」の状態です。ある出来事に対する反応という意味で、「反応性うつ病」といわれます。

私が医師になった90年代後半は、まだ「うつ病」か「抑うつ神経症」かという分類が非常に強調されていた時代でした。

内因性精神疾患である「うつ病」は、自責の念が強い、おっくうで体がだるい、食欲低下、不眠、意欲・集中力低下、朝の方が夕方よりも抑うつ感が強いなどの症状があらわれ、この半分以上が認められるならうつ病と診断していました。治療方法は主に抗うつ薬の投与です。

これに対し「抑うつ神経症」とは神経症の状態です。

「うつ病」との違いは、気分は憂うつにもかかわらず、上記の「うつ病」のパターンにはあまりあてはまらないことで、せいぜい1〜2項目しか満たしません。治療に関しても当時の抗うつ薬ではあまり効果が見られず、心理療法による心理的葛藤の解消が優先されていました。

神経症かどうかを見極めるうえで、発症年齢も大切なポイントです。

前述のように、神経症の本質は、人から見られる「自分」や、自分がこうなりたい「自分」が、現実の自分とかけ離れていくことにあります。

こうした自意識過剰な状態は、思春期から青年期にかけて多くの人が経験することです。ただし、自分でそう意識できない場合も含まれる点で、普通の「自意識過剰」とは異なります。

特に受験や就職、恋愛といった、自分が他人と比較され、実際に優劣が試されるような時期に、抑うつ神経症は発症しやすくなります。

ただし、神経症の治療は、本人が自身の心理的葛藤と時間をかけて向き合わなければなりません。治療のことを考えると、薬で回復が見込める内因性精神疾患を見逃さないことがより大切です。

内因性精神疾患である「うつ病」は、10代で発病することもないわけではないのですが、多くは40代以降に発病します。つまり、若い頃に神経症を発症したからといって、40代になってからのうつが「抑うつ神経症」であるとは限りません。

また、反対に神経症傾向のまったくなかった方が、60代にもなって、まったく新しく神経症になる可能性はあまりありません。

高齢になってからの神経症発症を疑ってもいいのは、たとえば普通は神経症を発症する時期（10〜20代）に、母親と二人で仲良く暮らし、結婚や恋愛もせず、経済的にも父親の遺族年金のために困ることなく、就労経験もなかったような特殊な場合です。

このような場合を除けば、高齢者で神経症のような症状があらわれたとしても、まずはその背後にうつ病や認知症といった、内因性や外因性の精神疾患を疑います。

特に高齢者のうつ病は、不安焦燥感が目立ったり、物忘れのように見えたり、神経症のような身体的不定愁訴（めまいや痛み、のどのつかえ等）が強かったりと、世間一般で思われている「うつ病」のイメージとは異なる場合が多いので注意が必要です。

薬物治療に際しても、「抑うつ神経症」と考えて、精神安定剤を漫然と処方されていたり、抗うつ薬が安易に中断されたりすることで、「うつ病」が再発を繰り返したり、重症化したりする例が昔から少なくありません。「うつ病」は再発を繰り返すことで、薬が効きにくくなったり、一部の症状が残ったりしますので、再発しないよう減薬には注意が必要となります。

最近は薬の進歩から、抑うつ神経症はもちろんのこと、強迫性障害やパニック障害などの神経症症状に対しても、抗うつ薬が効くようになりました。そのため、治療するうえで「うつ病」か「抑うつ神経症」か、つまり前述した「ハード」（脳）の問題か、「ソフト」（心理的）の問題か、といったことを、あまり突き詰めて考える必要はないという風潮もあります。

実際、私も抑うつ神経症に見える症状が、抗うつ薬で治った例をたくさん経験しています。しかし、だからといって内因性精神疾患（うつ病）と神経症（抑うつ神経症）の判別が不必要だとは思いません
うつ病の患者さんが抗うつ薬に反応し、症状が改善していったとしても、神経症を併せ持っている場合には、途中から治療効果が停滞してくることがあります。

抑うつ神経症の場合、自身に内在する神経症的な葛藤と向き合うことで、生き方に余裕が生まれ、ストレスにもうまく対応できるようになるはずです。

また、神経症の症状は時代や文化によって変化します。近年出現した「非定型うつ」や「現代型うつ病」には、神経症やパーソナリティ障害の特徴と考えられる部分も認められます。

治療が停滞した時や、パターンにあてはまらない病状に対してこそ、ハード（内因）とソフト（心因・環境因）という観点から改めて患者さんを見直すことで、次元の異なる二つの問題を区別して、それぞれに薬物療法と心理療法、あるいは環境調整といった対策を立てることができるようになるのです。


神経症を併せ持っている場合には、途中から治療効果が停滞してくる

PART 4

精神科病棟への入院

ここでは精神科特有の入院形態の種類の説明に加え、閉鎖・開放病棟の違いや隔離・拘束といった行動制限にも触れていきます。精神科病棟への入院については、大きく分けて３種類の入院形態が精神保健福祉法よって規定されており、強制度の高い順に「措置入院」「医療保護入院」「任意入院」となっています。

入院のタイミング

精神科の「受診」に関しては、昔に比べ敷居は確実に下がっています。それでは精神科の「入院」に関しても、敷居を下げる必要はあるのでしょうか。

最近はストレスケア病棟といって、ホテルのように個室で家具備品の整った病棟も増えており、多少お金はかかるものの、そういう病棟を選べば、入院中のストレスを限りなく減らすことができます。

しかし、退院後に戻らなければならない社会での人間関係のストレスを考えると、入院中のストレスがまったくないというよりは、むしろ入院を社会復帰のリハビリや自身の振り返りのために利用すべきなのかもしれません。

たとえば自傷行為や大量服薬などの問題行動が続いて、外来だけでは治療が難しいような場合、本人も家族もそれ相応に困っています。「何とかいまの状況を変えないといけない」そんな切羽詰まった覚悟が本人にも家族にもあれば、入院の提案は比較的スムーズに受け入れられます。本人と家族の合意ができていれば、多くの場合、2〜3カ月で入院治療を終えることができます。

しかし、逆に家に居づらいからとか、家族が入院しろと言ったから、といった消極的な動機で入院する人ほど、携帯電話が使えない、部屋にテレビがない、ゲームを持ち込めない、といった病棟のルールに馴染めず、途中で退院したいと訴えます。

どうしても入院しないと治療が難しいような患者さんであれば、たとえ本人が入院を望んでいなくても、こちらから入院治療を提案します。この場合、家族が一緒に来ているかどうか、そして家族と本人の関係が良好かどうかが、入院の可否に大きく影響します。

他方で、本人が入院を希望しても、家族がそれを拒否する場合もあります。このような場合は、タイミングが大事なので、機が熟すまでは積極的に入院を勧めません。

ある家族の例ですが、この家族は治療方法や使用する薬について逐一介入してくる過干渉な性格だったので、なるべく波風を立てないよう家族の意見も尊重しながら治療を進めていました。入院を提案した際にも、強く拒絶されたので、その後は提案することもありませんでした。

ある時、患者さんの病相が「うつ」から「躁」に変わり、入院治療でなければ対応が難しい状態になりました。しかし、それでもこちらから入院を提案することは差し控えました。それから2週間ほどたった頃、家族から「もう家では面倒見れないので、入院させてください」と申し出がありました。本人は、家族の制止もきかず、待合室で叫んでいるような状態でした。

しかし、これを機に家族の態度が変わり、治療に干渉することがなくなりました。以前は患者さんに付き添って、必ず診察室に入ってきていた家族が、退院後は診察室に入ってくることもすっかりなくなりました。おそらく、患者さんが手に負えなくなった時に「もうこうなったら先生にまかせるしかない」と覚悟を決められたのでしょう。

入院を社会復帰のリハビリや自身の振り返りのために利用すべき

入院という選択は、患者さんの病状が悪化したことを認めることになり、また世間体などの事情もあって、本人よりも家族の方が、心理的な抵抗を感じることも少なくありません。

「入院はさせないで、家でみます」という家族も多く、それはそれで、家族なりに本人のためを思ってのことなのでしょう。

先ほどの事例のように「いっそのこと、患者さんの病状が悪化して、家族が音を上げてくれればいいのに」と考えてしまいたくなるほど、外来で何年も低空飛行を続けている患者さんも少なからずいます。

今回の家族は患者さんの躁状態を前にして、「もう入院させるしかない」と思っただけではなく、病気が本人の性格や気の持ちようだけでどうにかなるような性質のものではないことも実感されたのだと思います。

家族が患者さんの病気について、ある程度あきらめがついたことで、患者さん本人も必要以上に干渉されることがなくなり、気が楽になったに違いありません。実際に、退院後の病状の安定ぶりを見ると、そう思わざるを得ません。

入院のタイミングは、本人だけではなく、家族の考えや態度も考慮しながら判断します。患者さんの意識を変えるのも大変ですが、家族の意識を変えるのも、それと同様か、それ以上に大変です。誰が見ても、入院せざるを得ないような病状であれば、入院はスムーズですが、本人や家族がそこまで困っていない場合には、病状が悪化するまで待つしかないということもあるのです。

閉鎖病棟と開放病棟について

精神科病棟には「閉鎖病棟」と「開放病棟」があります。

閉鎖病棟と聞くと「話が通じないようなおかしな人」や「世間に出ると問題を起こすような人」が閉じ込められているようなイメージがあるかもしれません。しかし、それはいささか極端な発想でしょう。

「閉鎖病棟」とは病棟の出入り口に鍵がかかり、自由な出入りができない病棟のことで、「開放病棟」とは一般的な入院施設と同様、基本的には夜間などを除き、日中8時間以上、出入り自由な病棟のことです。ただし、閉鎖病棟に入院したからといって、病棟からまったく出られないわけではありません。閉鎖病棟でも、症状に応じて行動範囲が広がり、スタッフや家族と同伴であれば病棟の外へ出かけることができたり、順調に回復すれば単独で外出や外泊ができたりもします。

近年、世界的に人権意識が高まるなか、開放病棟は人権に配慮していて、閉鎖病棟は人権をないがしろにしている、という見方もされますが、治療的見地からは別の解釈もできます。

開放病棟の患者さんは基本的に任意入院ですが、それでも入院してしばらくの期間、病棟から一人では出ないよう指示される場合もあります。病棟に慣れないうちに、病棟の出入りを自由にしてしまうと、かえって病棟に慣れるのに時間がかかるものです。それに、病棟のスタッフも、患者さんの状態をつかめなくなってしまいます。

初めのうちは開放病棟で問題なく過ごすことができても、1〜2週間すると、他の患者さんとも め事を起こして退院したいと言い出したり、勝手に病院外に遊びにいってしまったりする患者さんもいます。このような患者さんは、入院してしばらくは主治医や病棟スタッフの目を意識して、聞き分けが良いように振る舞います。しかし、そうした努力が報われている実感がないと、空虚感から逆に問題行動を起こして、「ちゃんと見てもらえている」のか、「守られている」のかを、無意識に確認しようとするのです。

ただし、開放病棟で患者さんの行動範囲が病院全体に広がっているような場合、病棟スタッフの目の届かないところで問題行動がエスカレートすることもあります。家族も巻き込んで、退院の約束を取りつけてしまう場合もあります。このような問題が起きやすい患者さんは、閉鎖病棟でなければ治療は難しいでしょう。

閉鎖病棟の場合は、物理的に病棟の出入りが制限されるので、初めは閉じ込められている感じが強いものです。そのことに反発して、病棟スタッフの批判を始めたり、他の患者さんの陰口を言ったりする場合もあります。

病棟のサイズがある程度コンパクトで、主治医やスタッフの目が行き届きやすく、同時に病棟に慣れた他の患者さんが、自分の治療にしっかりと取り組めていれば、こうした問題が大きくなることはありません。

職場や家庭など、入院前の生活環境からなかなか離れられずに疲弊してしまっているような人の場合も、閉鎖病棟に入院したほうが、かえってあきらめがつくようです。

入院しても、すぐに自宅に外泊したり、外出して職場に顔を出したりしてしまうと、入院生活自体が中途半端なものとなり、入院前の生活を振り返るだけの余裕が生まれません。

患者さんが病棟に居づらくなった時、開放病棟であれば、患者さんは自身のそうした気持ちに振り回されて、逸脱行為から退院せざるを得ないような場合もありえます。

しかし、閉鎖病棟の閉鎖性は、患者さんを外部から切り離す「壁」であると同時に、患者さんを自身の気持ちと向き合わせる「壁」の機能も果たしてくれます。

ある程度病棟に慣れ、病状も落ち着いてくると「閉鎖病棟に入院することで、自分は守られていたんだ」と気づく患者さんも少なくはありません。

「自分は守られていたんだ」

隔離、拘束について

隔離や拘束といった処置も精神科特有のものであり、その言葉の持つ雰囲気から恐ろしげな印象を持つ人も少なくないでしょう。

患者さんが病棟内で落ち着いて生活できない場合、個室に鍵をかけて出入りを制限することを隔離といいます。24時間部屋から一歩も出れない場合もありますが、時間を決めて開放される場合もあります。

閉鎖病棟であっても、病棟から無理やり出て行こうとする、普通の病室では水分を摂りすぎてしまう、シーツやカーテンを使って自殺しようとする、などの問題行動があれば、保護室（隔離室）とよばれる、特別な個室を使用することもあります。

また、壁に頭をぶつけたり、自分で自分の首を絞めたりするような、自傷や自殺の恐れが高い患者さんや、まともに歩けず転倒する恐れの高い患者さんの場合、隔離だけでは身の安全を保証できないので、拘束といって、ベッドに体を固定することもあります。

薬物治療が必要であるにもかかわらず、薬を飲めない（あるいは飲もうとしない）患者さんに、点滴や鼻腔からのチューブで薬物を投与する際、抵抗が激しければ、やはり身体拘束を行わざるを得ません。

身体拘束および12時間以上の隔離を実施する場合には、精神保健指定医による診察および隔離拘束の指示が必要です。

なお、拘束中は、体の不調を訴えにくい場合があります。エコノミークラス症候群のように、動かせない足の静脈に血栓ができて、それが肺塞栓症を引き起こしたり、嘔吐物で窒息したりするリスクもあります。そのため頻回の診察や観察が必要とされています。

措置入院

ここから精神科の3つの入院形態について解説します。

措置入院はもっとも強制力の強い入院形態です。

2名の精神保健指定医により、自身を傷つけたり、他人に被害を及ぼす恐れ、いわゆる「自傷他害の恐れ」が強く、直ちに入院の必要があると判断された人については、都道府県知事（政令指定都市の場合はその市長）が強制的に入院させることができます。この場合、治療費は一部を除いて健康保険と公費でまかないます。

精神保健指定医とは、精神保健福祉法に基づいて、患者さんに強制的な入院が必要かどうか、入院後に隔離や身体拘束といった行動制限の必要性があるか、といった判断を下す資格を有する精神科医のことです。

一般の人でも自傷他害の恐れがある人を保健所（保健福祉センターなど）に通報することができますが、実際には、通報義務があるとされている警察官、検察官、保護観察所長、矯正施設長、精神科病院の管理者による通報がほとんどです。

保健所は通報を受けると、その状況から措置診察が必要かどうかを判断するのですが、その裁量は自治体によってばらつきがあり、問題視されています。

措置診察の結果、措置入院が必要と判断されると、都道府県知事もしくは政令指定都市の市長が措置入院決定の通知を発行します。ただし、実際には保健所の職員が代行して対象者に告知します。

措置入院先として認められているのは、国立、都道府県立の病院、または知事に指定された病院で、患者さんが離院（勝手に病院から抜け出さないよう）、閉鎖病棟や隔離室といった設備がきちんと整っている必要があります。

どのようになれば措置解除となり、退院できるの

それでは、措置入院の患者さんは、どのようになれば措置解除となり、退院できるのでしょうか。また、退院後の治療を誰が保証するのでしょうか。症状が悪化すれば、自傷他害の恐れのある患者さんです。薬でそうした症状が落ち着いたからといっ

て、退院して薬を飲まなくなってしまえば、また自傷他害の恐れが出てくるでしょう。

こうした判断は、それぞれの病院にゆだねられているのが実情です。

措置解除の基準や、退院後の治療に関する規定がないため、入院期間に制限のある病棟に入院した患者さんは、症状が落ち着いた時点で、早々に退院させられるケースもあります。

もちろん、患者さん自身は一刻も早く退院したい気持ちであることがほとんどでしょう。しかしながら、患者さん自身が自分の治療の必要性を感じて、内服薬に関しても、「この薬だったら飲み続けられる」というところまで、副作用がなるべく出ないよう調整していくには、数カ月以上かかる場合もあるのです。

患者さんの病状に応じて、いかに治療を確実なものにしていくのか。措置入院の場合、患者さんの重症度が高いがゆえに、特に課題が大きいところといえます。

医療保護入院

医療保護入院は、精神保健指定医により、入院治療が必要と判断され、かつ本人の家族等（配偶者、親権を行使する者、扶養義務者等）が入院に同意すれば、実施することができます。本人が入院に同意しなくても強制的に入院治療を受けさせることが可能です。

医療保護入院のような制度は、海外にはあまり例がありません。家族の同意が必要ということは、逆に家族の同意が得られなければ、入院治療ができないということです。しかし、もし入院の同意が得られれば、退院後の治療に、家族をかかわらせることができるというメリットもあるのです。

入院の手続きに関しては、措置入院と異なり、知事（市長）が発行する措置入院決定の通知は不要です。精神保健指定医が「入院のお知らせ」を口頭で読み上げ、文書を手渡すことで手続きが完了します。

任意入院

任意入院は一般的な入院と同様、本人の自由意思に基づく入院であり、原則として本人が退院を申し出れば退院することができます。

当然のことですが、精神科病棟への入院は、なるべくは本人の意思による任意入院という形態が望ましいとされています。

なお、病院や病棟によっては精神保健福祉法の規定外で、一般的な入院形態（「自由入院」ともよばれる）を採用しているところもあります。

任意入院の手続きは医療保護入院と同じく、医師が「入院のお知らせ」を読み上げ、文書を手渡しますが、病院によってはこれ以外にもいくつかの確認事項があります。

入院する病棟は開放病棟で問題ないはずですが、閉鎖病棟に入院する場合には、「閉鎖処遇への同意書」に署名をしてもらう必要があります。これは「ある程度思慮分別ができる人間を閉鎖的な

主な入院形態

名称	同意	権限	指定医	状態/備考
措置入院	—	都道府県知事（政令指定都市の場合は市長）	2名	自傷他害の恐れ。6カ月ごとに定期病状報告。
医療保護入院	家族等	管理者	1名	医療および保護のため入院が必要。
任意入院	本人	管理者	—	本人が申し出た時は退院させる。場合によっては最大72時間まで延長可能。

※その他、緊急措置入院、応急入院があります。

環境に置くべきではない」という人権上の観点から、入院前にその同意を得る必要があるからです。

閉鎖病棟に入院した場合でも、その都度、鍵を開けてもらうことで、夜間を除いて自由に出入りができるところもあります。しかし、行動制限があると、病棟の職員や家族、あるいは他の患者さんと同伴でなければ病棟から出られなかったり、同伴者がいても出られなかったりすることもあります。その際には「行動制限のお知らせ」を医師が口頭で説明し、その文書を手渡すことになっています。

任意入院であっても、いったん入院治療を始めるからには、ホテルのようにいつでも自由に外出したり、好きな時にテレビを見たりしていいというわけではなく、病棟のルールにしたがって規則正しい療養生活を送り、作業療法などにも取り組んでもらうことになります。

任意入院か医療保護入院か

人権的な観点から考えると、どのような病状であっても任意入院とした方がいいのかもしれません。しかし、諸事情により強制的な入院を要することがあるのも事実なのです。

たとえば、任意入院で入院したものの「やっぱり退院したい」と言い出す患者さんを考えてみましょう。

精神保健指定医が、退院後の家族の受け入れの問題、自傷行為や大量服薬といった衝動的な行為、勝手な服薬中断による再発のリスクなどを考慮し、入院治療の継続が必要と判断すれば、入院を最大72時間継続させることができます。この間に患者さんを説得したり、家族等をよんで医療保護入院に切り替えたりします。

この場合、家族が本人の退院を了承すれば、速やかに退院となります。

しかし、家族が「この状態で退院してもらっては困る」と退院に反対すれば、医療保護入院に切り替える可能性もあります。たとえば、患者さんが何度も入退院を繰り返していたり、年齢が若く経済的に自立できていなかったりする場合です。

病院によっては入院の意味や目的があいまいなまま、患者さんが入院を希望したから入院させ、退院を申し出れば退院を認める病院がありますが、これをどう捉えればいいでしょうか。

任意入院の患者さんが自ら希望して退院した後に、患者さんが何か問題を起こしたとしても、病院側が責任を問われることはほとんどありません。むしろ病棟で問題を起こす前に、退院してもらった方がいいと考える医師もいるかもしれません。

逆に、医療保護入院中の患者さんが病院から抜け出し、院外で何か問題が起これば、それは病院の管理責任が問われることになります。言い換えると、治療する側が入院治療を要すると判断し、家族の同意があるとはいえ、強制的に入院させるということは、相応の覚悟とリスクを背負って治療に臨んでいるということなのです。

一見、任意入院は患者さんの人権を尊重する良い制度であり、医療保護入院は治療を無理強いする悪い制度であると思われがちですが、治療に対する責任の所在という視点で考えると、また別の見方ができるのではないでしょうか。

退院について

精神科病院に入院すると「一生退院できないのではないか」「家族が引き取りにこないのではないか」という不安を抱く方もおられます。

たしかに、年単位の入院を続けている患者さんもいます。病気の症状が重篤であったり、家族が同居できなかったり、かといって一人暮らしも難しかったりするような場合です。歴史の長い病院ほど、こうした患者さんも多く、入院患者の平均在院日数が5年以上であるような病院もあります。

こうした患者さんを一人でも少なくするためには、患者さんが退院した後に、社会で暮らしていけるようなサポートが必要です。住居施設や通所施設、訪問看護や地域の理解といったサポートです。

他方で、ほとんどの患者さんが2～3カ月で退院するような病院もありますが、長期入院が必要な患者さんは、そこから別の病院に再入院することになります。このように、精神科の病院・病棟は、回転の速い急性期病棟と、回転の遅い慢性期（療養）病棟のように二極化しており、それらを保険点数の都合上、使い分けているのが現状です。

一生退院できないのではないか

では、退院のタイミングはどのように決まるのでしょうか。

それは入院する時に立てた治療の目標の達成度や治療の進展具合、そして家族の受け入れや退院後の生活環境の整備によって決まります。

任意入院や自由入院の場合、患者さんの自由意思による入院なので、退院も患者さんの意志で決められることになるのですが、それでも、主治医や治療スタッフ、そして入院にかかわった家族などと話し合って決めていくことになります。

医療保護入院や措置入院の場合、症状がある程度改善し、本人の意思で入院治療が継続できると主治医が判断すれば、任意入院へと入院形態を変更することとなります。また、任意入院を経ずに転院や退院となる場合もあります。

最後に、保険会社に提出するような入院証明書は、退院日が決まれば早めに提出しましょう。そうすれば、退院日に受け取れる場合もあります。

PART 5

精神科病棟ではどのような治療が行われるのか

精神科病棟に入院した場合、どのような治療が行われるのか、薬物療法をはじめとする治療の種類、治療スタッフの職種、入院から退院までの流れについて説明します。

精神科入院の流れ

患者さんが精神科病棟に入院すると、まず看護師が、検査や服薬といった治療に関する説明と、食事や入浴といった病棟生活に関する案内を行います。

入院する際に、精神科以外の薬を持参する人もいますが、精神科の薬と飲み合わせが問題になることはほとんどなく、長期間服用している薬であれば、そのまま継続しても構いません。ただし、降圧薬（血圧を下げる薬）やステロイド剤などでもうつ病になることもあります。そういう種類の薬を飲み始めた頃から、調子が悪くなった場合は、薬の副作用も疑うことになります。

入院中は、身長、体重、体温、血圧の測定や、朝食前の採血などが定期的に行われます。採血では治療薬の副作用をチェックするほか、甲状腺機能の確認も行います。甲状腺の機能が低下していても、亢進していても、躁やうつといった気分障害を引き起こすことがあるからです。

その他、心電図、脳波、レントゲン写真、頭部のＣＴやＭＲＩといった画像検査も行われます。特に心電図は治療薬の副作用に、脳波はてんかんや気分障害とも関連します。

病棟のルールやスケジュールを初めから全部理解するのは無理なので、最初は病棟スタッフや他の患者さんに教えてもらいながら、徐々に病棟の生活に慣れていくことになります。

仮に、入院時の症状が重篤で、隔離や拘束から治療が始まったとしても、症状が落ち着いてくれば、隔離や拘束は解除されて、他の患者さんとの集団生活が始まります。

遠慮せずに何でも聞くこと

入院して1～2週間は、何かとわからないことが出てくるので、遠慮せずに主治医や病棟スタッフに何でも聞くことが早く病棟に慣れるコツです。なかには、大人しくしていれば早く退院できると思って、じっと押し黙っている患者さんもいますが、このような忍耐は1カ月と続かず、かえって不満が爆発する原因にもなります。

そのうちに行動制限も緩和されて、外出や外泊も許可されるようになります。外泊練習を経て、自宅でも普通に生活できると判断されれば、退院へ向けて準備を進めることになります。

ただし、病気のきっかけが環境的な要因であり、退院しても入院前と同じ生活環境に戻るのであれば、退院してもまた同じ症状が再発する可能性があります。このような場合は、入院生活に慣れ、精神的に少し余裕が出てきた時に「どうして入院しなくてはならないほど病状が悪化してしまったのか」と自分を顧みることで、退院後の生活をうまく過ごせるよう考えましょう。

退院後の生活がはっきりしないまま退院してしまい、自宅に引きこもってしまう場合もあります。退院する前に、退院後の生活の見通しをある程度立てておく必要があります。

精神科専門の医療スタッフ

医師以外の医療従事者をコメディカルといい、看護師、作業療法士、理学療法士、薬剤師、管理栄養士などがこれにあたります。近年、チーム医療が推し進められるなかで、コメディカルにも高い専門性が求められるようになってきました。

精神科専門のコメディカルとして、臨床心理士と精神保健福祉士があります。

臨床心理士は、文部科学省認可の「財団法人日本臨床心理士資格認定協会」の認定資格で、大学院以上の学歴が必要とされるなど、臨床心理学に関する高い専門性を有します。

精神科病棟において、臨床心理士は主に心理検査や集団精神療法を担当します。ただし、いわゆる「カウンセリング」とよばれる臨床心理面接に関しては、診療報酬として健康保険で認められていないため、実施している入院施設はあまり多くないようです。なぜなら、健康保険と実費の混合診療となってしまい、入院に関する治療費すべてにおいて、健康保険が適用されなくなるからです。ただし、外来でカウンセリングを行っている病院はあり、その場合、カウンセリング料金を実費で徴収しています。

精神保健福祉士は、精神保健福祉士法で認可された国家資格で、精神障害に関する社会福祉全般の知識を有し、精神科の病気や治療についても医師や看護師と同じレベルの理解が求められる専門職です。主に患者さんの生活を支援し、医療と地域生活の橋渡しをすると同時に、入院中の患者さんの人権を擁護する役割も担います。

精神保健福祉士への相談も、臨床心理士によるカウンセリング同様、診療報酬として健康保険で認められていないため、診療報酬は算定できません。

精神保健福祉士のように、業務内容が病院の収益に直結しない職種は、かつては病院内では軽視されがちでしたが、今日では、ほとんどの精神科病院に常駐し、入院に必要な法的文書の管理や退院時のサポートなどを行っています。

精神保健福祉士が、患者さんの退院後の社会復帰や、入院中の処遇（行動制限など）に関する人権問題に対処するには、入院患者30〜50名に対して最低でも1名以上は必要で、2〜3名もいれば十分な対応が期待できると思われます。

薬物療法

現在の精神科医療では、薬物療法の果たす役割が非常に大きく、基本的には薬の服用を中心に治療を組み立てていきます。まずは、薬で症状を緩和し、それから薬では対処できない心理・環境面の問題について、患者さんと一緒に考えていくことになります。

「薬はなるべく飲みたくはない」という患者さんも少なくはありません。しかし実際のところ、精神科に入院するようなレベルの病状を、薬を使わずに効果的に治療するのは困難といわざるを得ません。

もちろん、精神科であれ、他の診療科であれ、必要がなければ薬は飲まないに越したことはありません。やはり薬の副作用は気になるものです。

もし患者さんに副作用の説明をまったくしない医師がいるとすれば、それは聞いても理解できないほど患者さんの病状が重いか、医師の怠慢にほかならないでしょう。

かつては患者さんに余計な心配をさせないよう、副作用のリスクを詳しく説明しないような時代もありました。また副作用の有無を通して、薬がきちんと服用されているかを確認するような方法もありました。しかし現在では、医師もしくは薬剤師が副作用についてきちんと説明することになっています。

精神科の薬(向精神薬)の特徴

精神科の治療薬全般のことを「向精神薬」といい、精神安定剤（マイナー）、抗精神病薬（メジャー）、抗うつ薬、気分安定薬、抗てんかん薬の5種類に分けることができます。

向精神薬の特徴として、人によって効果に著しい差の出ることが挙げられます。同じ薬でも、十分に効果が発揮され症状が緩和されることもあれば、別の人にはまったく効かないといったようなこともあります。

特に個人差が大きいのは、昔から使われている精神安定剤で、人によっては強い眠気や、めまい、ふらつきなどの副作用が出ます。たいていは同系統の他の薬剤に切り替えると解決しますが、なかには体質的にこの種の薬がまったく合わない人もいます。

不眠に用いられる睡眠導入薬の多くは、ベンゾジアゼピン系とよばれる精神安定剤の一種です。効果の強弱やその作用、およびその持続時間がほぼ決まっているので、それらを目安に処方していきます。

最近では、精神安定剤ではない睡眠導入薬も発売されています。ラメルテオンという概日リズム睡眠障害の治療薬が代表的なもので、脳内の体内時計に働きかけ、睡眠覚醒リズムを改善します。

向精神薬の種類の説明

精神安定剤（マイナー・トランキライザー） ・多くの睡眠導入薬もこの部類に入る。
抗精神病薬（メジャー・トランキライザー） ・統合失調症の治療薬。一部の抗精神病薬は気分安定薬としても用いられる。
抗うつ薬 ・三環系、四環系、SSRI、SNRI、NaSSA など。
気分安定薬・気分調整薬（ムード・スタビライザー） ・双極性障害の治療薬。気分の波を安定させる。純粋な気分安定薬は炭酸リチウムのみ。
抗てんかん薬 ・一部の抗てんかん薬は気分安定薬として用いられる。

今後も精神安定剤ではない不眠治療薬が増えてくるかもしれません。

新しいタイプの抗うつ薬

ここでは90年代後半から使われるようになった比較的新しい精神科の薬について説明します。

これらの薬は、従来の抗精神病薬や抗うつ薬より副作用が少ないといわれており、現在では主要な治療薬として使われるようになっています。

抗うつ薬においては、SSRIがその代表格で、この名称はセロトニン再取り込み阻害薬(Selective Serotonin Reuptake Inhibitors)の略語です。この薬は、脳神経細胞の間（シナプス間隙）の神経伝達物質の一種であるセロトニンを増やし、神経間の電気信号の伝達をスムーズにすることで抗うつ作用を発揮します。

抗うつ薬に限らず、ここ十数年の間に発売された新しいタイプの薬は、このように脳神経の特定のターゲット（たとえば受容体や神経伝達物質）にねらいを定めて作用するものがほとんどです。すると面白いことに、従来の薬よりも、かえって効果や副作用の個人差がより顕著にあらわれるように感じられるのです。

単に、従来の薬では効果も副作用も強すぎて、10人が飲めば9人は眠くなったり、ボーっとしたりしてしまうので、個々人の効果の出方の差は目立たなかったのかもしれません。

それに対し、新しい薬はもっとシャープな印象で、効果が驚くほど速く、はっきりと感じられるケースもあれば、まったく効かなかったり、期待とは逆の作用が感じられたりするケースもあるように思われます。

このような結果のばらつきには、ひょっとすると、人間の個体差が意外と関係しているのかもしれません。医師は皆、大学の解剖実習を通して理解していることですが、人体には、血管や神経の走行に始まり、代謝酵素や免疫に至るまで、生きていくうえで問題がない範囲ではありますが、遺伝的・発生的多様性が秘められています。

つまり、脳神経細胞の特定のターゲットに作用するよう、薬の精度を上げた結果、皮肉なことに、人間の個体差もより敏感に検知されるようになったのかもしれません。

神経伝達物質やその受容体の働きに関しては、まだ解明されていないことも多く、解明にはもう少し時間がかかるものと思われます。

うつ病のタイプと薬の効果

内因性うつ病（大うつ病）のなかにも、症状にはいくつかのパターンがあり、大まかに次の二つに分けることができます。

一つは、体が鉛のように重く動きづらい（制止）とか食欲不振といったように活動性が低下し、強い自責感や罪悪感を伴うタイプです。もう一つは、活動性が保たれて、不安焦燥感が強いタイプ（イライラうつ病）です。

活動性の低下しているうつ病に対しては、神経伝達物質のなかでもノルアドレナリンに作用する抗うつ薬から選択します。それに対し、イライラうつ病に対しては、不安焦燥感を抑えるタイプの鎮静系抗うつ薬から選択します。

このように書くと、まったく異なる病気のように思えるかもしれません。しかし、同じ抗うつ薬が両方のタイプに効くこともあることから、同じうつ病であって、症状のあらわれ方が異なっていると考える方が良いでしょう。

イライラうつ病の場合、落ち着きがないだけでなく、胸苦（胸の苦しみ）や腹痛をはじめとする身体上の違和感を覚えることもありますが、それは不安焦燥感が体にあらわれていると考えることもできます。なお、抗うつ薬には即効性がないので、不安焦燥感を一時的に抑えるために、精神安定剤や抗精神病薬を用いることもあります。

**同じうつ病だが
症状のあらわれ方が
異なっている**

診断が難しい双極性障害

かつては双極性障害（躁うつ病）と「うつ病」の区別は、あまり重視されていませんでした。

双極性障害には「うつ病相」と「躁病相」（気分が異常に高揚している状態）があり、以前は「躁病相」があらわれない限り、双極性障害という診断を下すことはありませんでした。しかし、「うつ病相」の時期の方が圧倒的に長いので、大部分の双極性障害の患者さんは、「うつ病」としての治療が始まります。また「躁病相」の時には、本人があまり困っておらず、病識がないこともあって、本人の話を聞くだけでは「躁病相」の存在を確認しづらいこともあります。

双極性障害のうつ病相ではないかと疑う

今では、うつ病の治療をしていて、薬を何種類使ってもなかなか効果があらわれなかったり、あるいは効いたと思っても、すぐに効果が薄れてしまったりする場合には、うつ病のうつ病相ではなく、双極性障害のうつ病相ではないかと疑います。

また、抗うつ薬を投与中に、突然、気分が高まって行動が派手になったり、怒りっぽくなったり、気分がコロコロ変わったりするような「躁状態」が出現することを「躁転」というのですが、現在ではこうした躁転も、双極性障害の診断の指標とされています。

双極性障害のその他の指標として、発症年齢が10代から20代と若い、血縁者に双極性障害を疑えるような人がいる、調子が悪いと日中眠くなる（嗜眠傾向）、生まれつき気分にムラがある、といったことが挙げられます。

双極性障害は、内因性うつ病とともに気分障害といわれてきましたが、最近の遺伝子研究によれば、うつ病よりはむしろ統合失調症と共通の遺伝子が多いことがわかっています。したがって、うつ病の症状が進行して被害妄想や微小妄想（自分のことを極端に小さな存在と思い込む）といった、統合失調症に近い症状が出現した場合にも、双極性障害を疑うことがあります。

双極性障害の薬物療法では、気分安定薬（気分調整薬、ムード・スタビライザー）とよばれる、感情の極端な変化を抑制する薬を主に使います。場合によっては、躁転しづらい鎮静系抗うつ薬を、脇役的に慎重投与します。代表的な気分安定薬である炭酸リチウムは、昔から抗うつ薬の効果を増強する目的で併用されることもありましたが、それは双極性障害のうつ病相に効いていたのかもしれません。

抗精神病薬には依存性がない

向精神薬のなかで、抗うつ薬と並び重要なのが「抗精神病薬」です。

これは本来、統合失調症の治療薬ですが、それ以外にもせん妄（ある種の意識障害）、認知症、気分障害、アルコール依存症、チック症などに用いられることがあります。

マイナー・トランキライザー（弱力精神安定剤）とよばれる精神安定剤に対して、抗精神病薬はメジャー・トランキライザー（強力精神安定剤）とよばれます。医療現場では、しばしば「マイナー」、「メジャー」と略称されますが、この呼称が示すように、抗精神病薬の作用は精神安定剤よりも強力です。

効果が強い分、副作用も強く、たとえば便秘やふらつきなど向精神薬一般に見られる副作用であっても、抗精神病薬の場合は、精神安定剤や抗うつ薬よりも強めに出ることがあります。

また、抗精神病薬特有の副作用として、手足の震え、筋肉のこわばり、首や口の周りの筋肉の強い収縮（ジストニア）、静かに座っていることができない（アカシジア、静座不能）、といった非常に不快な副作用もあります。その他、口が勝手にもごもご動く（口腔ジスキネジア）、表情や動作が硬くなる、といった副作用に加え、めったに出ることはありませんが「悪性症候群」という致死的な副作用もあります。

抗精神病薬にはこのような副作用があるものの、利点としては依存性がない点です。したがって、精神安定剤に依存しそうな患者さんや、すでに各種薬物やアルコールに依存している患者さんには、抗精神病薬を使うことも少なくありません。

依存性のある精神安定剤には要注意

精神安定剤（マイナー）は精神科以外でも広く処方される薬です。それゆえに、漫然と使われやすい薬でもあり、長期にわたって服用すると、止めることが難しくなる恐れがあります。

一定量を服用することで、血圧が安定したり、しっかり眠れたりするのであれば、長期間の服用でも構いません。特に高齢者のうつ病では、少量の精神安定剤が処方されていないと、精神的になかなか落ち着かない場合があります。

その一方で、それまで効いていた精神安定剤が、量を増やしても効かなくなってくることがあります。うつ病の症状を、そうとは知らずに精神安定剤で紛らわしている恐れがあります。

事実、内科クリニックから「精神安定剤を増やしても、不眠や不安が治まらなくなった」と私のところに紹介されてきた時には、すぐに入院しなくてはならないほどうつ病が悪化していた、ということが年に1回や2回はあります。

また、患者さんが複数の病院やクリニックから精神安定剤を処方してもらっており、1回に2種類以上、しかも明らかに適用量を越えて服用している場合や、精神安定剤が漫然と増えている場合もあります。このように精神安定剤の過剰な服用(乱用)が続いていると、患者さんの自制心が弱まったり、意識がもうろうとしたりして、自傷行為や逸脱行動におよぶ危険もあるので注意が必要です。

止めることが難しくなる恐れ

私の場合、精神安定剤を2種類使ってもあまり効果が見られない場合は、抗精神病薬や抗うつ薬など、他の種類の薬への切り替えを検討します。それはもはや本格的なうつ病や依存症であって、精神安定剤では対処できないからです。

不眠に対しても、睡眠導入薬を2種類使っても効果がなければ、それは単なる不眠症ではないと思われます。このような場合、少量の抗精神病薬や抗うつ薬を用いることで不眠を治療していくこともあります。

気分障害によく効く電気けいれん療法

薬物療法とは別に、電気けいれん療法（ECTまたはES）という物理的な治療方法があります。これは頭部に電流を流して脳を刺激する治療方法で、危ないとか怖いというイメージを持つ人も多いようですが、適切な治療環境で実施すれば問題ありません。特にうつ病をはじめとする気分障害にはよく効き、統合失調症でも興奮や幻覚妄想の症状に効果的な場合があります。

私も個人的には、妄想を伴ったうつ病にこの治療方法をよく用います。妄想を伴ったうつ病は重症化しやすく、抗精神病薬でも抗うつ薬でも、妄想を解消するまでには至らないことが多いのです。薬を長期投与すれば効果があらわれてくることもありますが、その間、妄想にとらわれて食事もしない、薬も飲まないといった状態になってしまって、余計に病状が悪化することもあります。

週4〜5回の治療を、1〜2週間ほど続けるだけで効果があらわれるので、積極的に使ってもいいという意見もあるのですが、いくつかのリスクを考慮し、薬物療法が思うように効かない場合に限って使うようにしています。

まず、私の病院で行っている電気けいれん療法は、従来からの「有けいれん」式という方法で、通電後に全身のけいれん発作が10秒から60秒ほど続くので、この間に腰を痛めたり、骨折したりするリスクがあります。したがって、患者さんが高齢の場合は「無

適切な治療環境で
実施すれば問題ない

けいれん」式を実施できる施設を紹介するようにしています。

「無けいれん」式というのは全身麻酔を行い、人工呼吸管理下で筋弛緩薬を用いて通電する方法です。脳波上はけいれん発作が起きるものの、筋肉の収縮は起きず、腰痛や骨折のリスクはほとんどないといえます。

無けいれん式の電気けいれん療法は、主に大学病院などで行われていますが、全身麻酔の都合上、手術室の確保が必要です。そのために週2〜3回しか実施できないことが多く、効果があらわれるまで「有けいれん」式の2倍から3倍の時間がかかってしまうというのが難点です。

作業療法

精神科専門の療法には、大きく分けて作業療法と精神療法があります。

作業療法とは、作業療法士が医師の指示のもとに行う治療活動で、患者さんの病状や興味に応じて、編み物や陶芸、パソコン作業などさまざまなプログラムが用意されています。

「入院中はただ寝ているだけなんですか」

「入院すると寝たきりになってしまいそうで心配なんですが」

このような相談を、患者さんや家族の方からよく受けますが、作業療法を行っている精神科病院は多いので、入院前に確認しておけば、こうした不安も解消されるでしょう。

作業療法は患者さんのリハビリのためだけでなく、医師が患者さんの回復具合を確認するという意味もあります。

診察室やベッドで患者さんを診ているだけでは、病状がどこまで回復したのか完全には把握できません。しかし、患者さんが作業療法プログラムにどれくらい集中して取り組めたか、成果はどうだったかなどを記録していけば、体力の回復度、集中力や忍耐力の持続性、疲労やストレス耐性の程度を確認することができるのです。

精神療法

精神療法には、医師と患者さんが個別面談式で行う「個人精神療法」と、グループで行う「集団精神療法」とがあります。いずれも言葉によるコミュニケーションを介して、患者さんが自分の問題に気づいたり、病気に対する理解を深めたりすることが目的です。一般に精神療法というと、個人精神療法のことをいいます。

入院中、医師は患者さんと個別に面談し、これまでの病歴や現在の症状を聞いたり、治療について説明したりします。これを「入院精神療法」とよびます。

ほかにも標準型精神分析療法といって、専門的なトレーニングを積んだ医師が、寝椅子などを用いて、1回50分程度の時間をかけて行う精神療法もあります。自由連想法といって、おもに神経症の患者さんに対し、さまざまな連想をしてもらう治療法です。

しかし、実際にこの精神分析療法を利用する場合には、保険診療では月6回までしか算定できないこともあり、入院ではなく外来で、しかも自費診療で行われることがほとんどです。また、この治療方法は比較的長期にわたることが多いので、時間と費用がかかることを覚悟しなくてはなりません。

入院中に行われる集団精神療法としては、疾患別に病気や治療の説明を行う心理教育や、病棟生活に慣れるためのオリエンテーション、それに集団ミーティングなどがあります。これらについては本書の後半で詳しく述べます。

退院後のこと

退院前に、退院後の通院のことや、退院後に利用するデイケアや訪問看護などといった医療福祉サービスについても話し合っておきましょう。

通院先は、基本的に入院する前に通っていた病院やクリニックになりますが、入院した病院の外来に継続して通院する場合もあります。

PART 6

自分を変える転機としての入院治療と治療の枠

ここでは、患者さんが入院することで何かに気づき、自分を変えるきっかけをつかむ病棟内の仕組みや取り組みを紹介し、それを「治療の枠」という考え方で説明します。

薬だけではなぜ治らないのか

処方された薬を飲み続けてもなかなか症状が改善しない場合、診断そのものが間違っている可能性もありますが、もう一つ考慮しなければならないのは、患者さんの生活習慣、仕事環境、性格、生育歴といった要因です。

例として、厳格な両親のもとで育てられ、結婚後は夫を立てて、家庭をしっかり切り盛りするよう育てられた主婦を考えてみます。

彼女は、夫を支え、家事をきちんとこなすことが自分の女性としての役目であり、存在意義だと感じていました。家事が思うようにはかどらないとイライラし、夫が病気になったり、子どもに進学の問題が生じたりすると、すべて自分のせいだと自責の念にかられるような性格でした。そして、日々のストレスが積み重なった結果、抑うつ状態となって精神科を受診しました。

入院していったんは病状が回復したのですが、自宅に戻ってしばらくするとまたストレスがたまり、眠れなくなってしまいました。

家庭や職場で、本人の果たす役割に問題があり、精神的に疲弊してしまった場合、入院していったん病状が回復しても、もとの生活環境に戻ると、うつ病を再発することがよくあります。

「なぜ自分はうつになったのか」

「これまでの家庭や職場での振る舞いで良かったのだろうか」

このように、自分のこれまでの考え方や行動パターンを振り返ることなく退院してしまうと、病気が再発する可能性が高くなるのです。

また、抗うつ薬を飲みながら働いている人もいますが、抗うつ薬は、自分の限界を越えて仕事をするためのカンフル剤ではありません。薬で症状が改善しても、その分余計に仕事をしようとすれば、うつの治療に一番必要な休息が十分取れないことになってしまいます。

再発を繰り返すたびに、薬が効きにくくなったり、うつ病が慢性化したりして、休養しても、もとの状態に戻らなくなる恐れもあります。通院で治療を行っている人も、どこかで自分を振り返る時間を持つことが大切です。

「なぜ自分はうつになったのか」

過剰適応の子どもの脱皮を手伝う

ここで過剰適応（以下、「過適応」と略）の子どもが陥りがちな摂食障害の治療モデルを紹介します。摂食障害は、統合失調症やうつ病の症状であることも少なくはないのですが、ここでは比較的単純な、神経症レベルを想定しています。

過適応とは、周囲の環境に適応しようとするあまり、自分の本当の気持ちを抑圧した結果、神経症の症状や問題行動が生じるケースのことをいいます。不平不満を口にすることなく、周りの人たちと上手に付き合う「良い子」にありがちなパターンで、ＰＡＲＴ３で取り上げたアダルト・チルドレンにもよく見られます。

医師として働く母親が、高校生の娘を連れて受診されました。その時、娘の体重はすでに危険なレベルまで減少しており、即日入院となりました。

体重減少の直接のきっかけは、同級生の間で流行っているダイエットでしたが、進学校に入学して勉強が忙しくなったというストレスも体重の減少に拍車をかけた様子でした。

体重が生命にとって危険なレベルまで減少している場合、まず優先すべきは体重を増加させることです。早急に体重を生命維持が可能なレベルまで増加させなければならないのですが、急ぎすぎると急激な電解質異常などから死に至ることもあり、各種検査と平行して慎重に栄養を摂取させていかなければなりません。

摂食障害の原因が心理的なものであれば、まずは心理的なケアを優先すべきではないか、という意見もあるでしょう。しかし、それは二重の意味で間違っています。

まず、摂食障害になった背景にはどのような心理的問題が潜んでいるのか、それがわからなければ、どのような心理的なケアが必要なのか見当がつけられません。そして、仮にそれがわかったとしても、心理的なケアを行っている間に、患者さんはどんどん衰弱していきます。

そもそも、このように体重が極端に減っている状態では、脳に十分な栄養が行き届いていないため、脳の働きも正常ではなく、思考や感情も極端になりがちです。そのような患者さんに対し、長時間の傾聴や心理療法はあまり効果的な治療とはいえません。時には抗うつ薬などの向精神薬の投与ですら、あまり意味がないように思われます。

やっかいなのは、このような患者さんには、自分の体重が生命にとって危険な水準であるという実感がないことです。いくら髪の毛が抜けようと、肌がざらざらになっていようとも気にせず、気分はハイテンションで、病室でも隠れて腹筋や腕立て、ダンスや筋トレをする人もいるくらいです。

また、過度にやせた若い女性の入院は、他の女性患者にも影響します。そのやせすぎた外見だけでなく、食事や入院態度なども、他の女性患者の競争意識を刺激することがあり、治療上、好ましくはありません。

そのため、摂食障害の初期治療には個室を利用することが多く、必要に応じて隔離や拘束も行います。食べても吐き戻す習慣があれば、室内のトイレに鍵をかけたり、水を自由に流せなくしたりします。

摂食障害の患者さんが、普通に食事を摂ることはほとんどありません。太ることを極端に嫌って、あるいは治療に抵抗して食事を拒否することがほとんどです。とはいえ、まずは栄養を摂ってもらうことが重要なので、点滴、もしくは鼻腔栄養（鼻から胃に管を通して流動食を流し入れること）を行うことになります。

健康な人であれば、カロリーを過剰に摂取すると、それ相応に体重も増えます。

しかし、極端に少ないカロリーで長期間生命を維持してきた体にとっては、カロリーを徐々に増やしていっても、栄養が不足していた部分に行き渡るまでには時間がかかり、体重が増えるのはその後です。きちんと食べているのになかなか体重が増えない、誰もがそうした治療の壁にぶつかることになるのです。

今回の女子高生の場合、まずは個室に入ってもらい、とにかく体重を増やすことに

隠れて腹筋や腕立て、ダンスや筋トレをする人もいる

専念しました。個室に隔離された状態でも、一言も文句も言わずに真面目に治療に取り組み、目標体重の40キロになったため隔離を解除しました。その後の病棟生活でも、問題を起こすこともなく大人しく過ごしていましたが、再び体重がジワジワと低下し始めました。

本人や家族の方に病状説明をしたうえで、再び個室に隔離し、今回は体重が40キロに戻るまで鼻腔栄養を行って、その後は体重が42キロに戻るまで隔離を継続することにしました。

本人にとって、医師の言う通りに治療を受けていたにもかかわらず、順調だった治療が一転して「隔離」という振り出しに戻ってしまい、なおかつ鼻腔栄養まで行うというのは、非常に屈辱的なことでした。入院中、初めて露骨に「イヤだ！」と声を出して泣いていたのです。

しかし、体重が42キロを越えると、精神面での明らかな変化が見られました。気分のムラや体重への極端な思い込みが消え去り、「この体重でも調子が良い」と、体重増加による身体面での変化を実感できるようになっていました。

そして、もう一つの大きな変化は、病棟で嫌なことがあった時に、「イヤ」という自己主張が見られるようになったことです。病棟のなかでも最年少に近い彼女でしたが、他の患者さんの言動を不快に感じた時に、病棟スタッフや相手に対して、その気持ちを口に出せるようになっていました。

体重が45キロになった時点で退院となりました。その後、しばらくは通院しながら経過を観察していましたが、ほどなく治療終結となりました。

母親も娘の変化に気がついていました。

彼女によると、娘は入院する前と比べ、自分の顔色をうかがうようなことがなくなったと言います。以前は、医師として忙しく働く母親になるべく迷惑をかけまいと、言いたいことも言えなかったのでしょう。このように母娘間の対人関係の改善も確認できたことで、今後の再発の可能性は低いだろうと判断できました。

何が母娘関係を変えたのか？

それでは、何が母娘関係を変えたのでしょうか。

体重が正常範囲に近づいたことで、気分や思考が安定したことも重要ですが、ただそれだけでは、もしまた体重が低下すると、もとの状態に戻りかねません。

まず、医師である母親が「自分の力だけでは娘の摂食障害を治せない」とあきらめて娘を病院に入院させたことです。これは、母親が娘を無意識に支配していたことを終わらせることになりました。

次に、結果的にではありますが、強制的な隔離や鼻腔栄養（しかも本人が真面目に治療していたにもかかわらず！）により、本人が期せずして「治療はイヤ！」という自分自身の本当の気持ちを吐露することができたことです。

そして本人は、その表現を自分の本当の気持ちと受け止めることができ、さらには対人関係のなかでも「イヤ！」という本音を表現できるようになりました。これで、彼女は母親に気兼ねなく、自分の本音と向き合い、それを言葉にできる（言語化できる）ようになったのです。

入院する前は、忙しい母親を前に、自分自身の本音は抑圧されていました。無意識に抑圧された本音（母親にイヤと言いたい）が、摂食障害を引き起こしていたと考えられます。いわば、「イヤ」という自分の本音をコントロールしきれなくなった代わりに、自分の体重をコントロールすることになったと考えられるでしょう。

また別の見方をすると、やせることで、母親の期待に部分的に応え（＝美しくなる）、母親を部分的に拒否していた（＝生理が止まり母親になれない）と考えることもできます。母親が作る食事を食べないことで、母親を拒否していたとも考えられるでしょう。いずれにせよ、母娘関係のもつれは、娘にとって、母親になるイメージや、女性としてのイメージに大きな影響を与えます。

摂食障害の入院治療は病院によって異なるので、このケースが一般的な治療方法というわけではありません。イギリスのある専門病棟では、必ず全員集まって食事をして、料理を残す患者さんがいたら、全員の目の前で職員が体を押さえつけ、スプーンで無理やり食べ物を口に押し込むという話も聞いたことがあります。

また、今回のように患者さんが女性である場合、母親と一緒に入浴させることで、症状の改善が認められたという報告もあります。

ただし、患者さんが思春期や青年期という成長過程にある場合、具体的に本人の考え方のどこがどのように変わって治癒に至ったのか、医師や本人も含め、はっきりとはわからないことが多いのも事実です。

自分を変える転機としての入院治療

前述の摂食障害の治療モデルは、体重が生命に危険なレベルまで低下していて、入院という選択肢しかない状態でした。

しかしこれが、軽い抑うつ状態だとか、情緒不安定、仕事が長続きしない、というレベルだったらどうでしょうか。通院で薬の種類や量を調整しながら治療を続けても、状態はなかなか良くならず、かといって入院を考えるほどは困っていない状態が、何年も続くことは珍しくありません。

われわれ精神科医も、外来での診察だけでは、こうした患者さんの神経症レベルの問題に気づけないことがあります。自分自身の感情よりも、目の前の人が自分に何を期待しているのか、そのことを何よりも重視して育った人は、当然医師の前でも、医師が期待する患者像を無意識のうちに演じているでしょう。

また、この摂食障害のケースでは、本人が隔離の再開を嫌がった時に、母親が本人を退院させなかったことも重要なポイントです。

外来の診察だけでは神経症レベルの問題に気づけない

アダルト・チルドレンや過適応の人は、しばしば、入院して1カ月もしないうちにイライラして、入院生活が耐えられなくなります。他の患者さんとのちょっとした衝突をきっかけに、病棟に居づらくなる場合もありますし、人に気を遣いすぎて、わからないことがあってもなかなか人に聞けず、独り相撲をとっているうちに消耗してしまうような場合もあります。

そして、本人が家族に病院側の問題点を誇張して話すなど、退院したい本当の理由とは別の理由をでっちあげて、急に退院してしまいます。また家族も本人に協力し、学校や家庭の事情を理由にするなどして、退院させてしまうのです。

患者さんは、主治医や病院との関係に波風を立てないよう配慮し、また家族も本人のそうした考えを尊重することに慣れてしまっており、「なぜ退院したくなったのか」本人の本当の感情がごまかされてしまうのです。

患者さんの「イライラ」は、「言語化」を経ずして、退院という「行動化」(心理的な葛藤などが行動や態度にあらわれること)で表現されると、そのイライラを引き起こしている本当の感情に向き合う機会を逃してしまいます。

患者さんがどういった理由で、当初の予定を切り上げて退院したくなったのか、正直に話し合えれば、そこで患者さん自身の「イライラ」を言語化させることもできるでしょう。それは治療の大きな一歩になるはずです。

しかし、多くの患者さんは、自分自身に問題があるから退院したくなった、とは考えたくないのです。

「病棟に閉じ込められているから」

「病棟のスタッフで言うことが違うから」

こういった訴えに始まり、それでも退院できないと、病棟に持ち込めないものを持ち込む、異性と仲良くなるなど、病棟のルールを破ったり、外出の回数が多くなったりといった「行動化」が見られます。

こうした患者さんにとって、自分の本音と向き合うことは、普通に思われている以上に困難なことです。前述の摂食障害の治療モデルでも、治療の過程で対人関係に変化が生じたのですが、そのことを本人はあまり自覚できていません。

そこにはさまざまな心理的抵抗が働きます。

それまで目をそらしてきた自分の本音を認めるということは、それまで正しいと信じてやってきたこと――人から嫌われないようにする、ひたすら家庭に尽くす――が、じつは間違っていたという事実を認めるということです。それは、被害者だと思っていた自分が、じつは自分自身を傷つけていた最大の加害者だった、ということを認めることにほかなりません。

それに輪をかけて、家族など周囲の人たちの抵抗もあり得ます。摂食障害の治療モデルで、もし母親が、はっきりと自己主張するようになった娘に対して露骨に嫌な顔をしたら、その態度は彼女を当惑させ、再発の恐れが生じたかもしれません。

患者さんの意識が変わっても、その家族など周囲との関係が何も変わらなければ、せっかくの治療も水の泡となってしまいます。入院することで、本人と共存関係にある家族と距離を置くことも、治療的な試みといえるでしょう。

個室でいつでもシャワーを浴びることができ、テレビも部屋にあって、他の患者さんと顔を合わせる必要がない――そんなホテルのような生活で自分を変えられるなら、誰も苦労はしません。病棟の集団生活では、入浴や食事など、嫌でも他人と一緒に何かをしなくてはいけないことがあるのです。

患者さんは、誰でも自分の「イヤ」という本音と向き合わざるをえなくなるのですが、どうすればそれを行動化せず、正面から言語化できるようになるのでしょうか。

そこで重要なのが「治療の枠」という考え方です。

被害者だと思っていた自分が、じつは自分自身を傷つけていた最大の加害者だった

「治療の枠」とは

「治療の枠」とは、治療における直接・間接的なルール、規範、物理的制限、空間的制約のことです。それをなるべく言語化して、患者さんに「治療の一部」として受け入れてもらうことで機能します。

どのような治療の枠を設定するかは、患者さんの病状によって異なりますが、入院治療の場合、まずは病棟のルールが前提となるでしょう。

たとえば、イライラした患者さんが「この病棟のルールは理不尽だ」と病院側ともめる場合があります。

そうした患者さんは、家族や他の患者さんたちも巻き込んで、自分たちは被害者で、病院は加害者である、というように考えるクセがあります。これは権利意識の強い消費者がささいな不備にかこつけて、相手をやりこめようとする人たちの思考パターンに似ています。

そもそも、患者さんが入院した目的は、病院をより良く変えることではなく、自分自身をより良く変えることだったはずです。そのためには患者さんが本来の治療の目的から外れないよう、入院する前に、きちんと病棟のルールと治療目標を説明することが大切です（事前に病棟見学ができるとさらに良い）。患者さんと家族が納得したうえで入院を決めることで、こうした問題が起きた時に「病棟のルールや雰囲気に納得したうえで、入院を決めたのはあなたですね」と確認することができます。

また、十分な覚悟もなく、安易に入院を望む患者さんに対しては、入院時の説明の際に必ず家族にも同席してもらい、次のようなことを言い含めておきます。

「あなたは入院してしばらくすると、この病院は私に合わないから、病気がさらに悪くなった、あるいは病棟スタッフの連絡ミスで傷ついた、などという理由でもう退院したい、とご家族に訴えるかもしれません。しかし、そこで退院してしまうと、結局今回の入院で、何も変わらないまま終わってしまいます。そこを乗り越えて、病棟生活に慣れてくると、次第にあなたのこれまでの生き方を振り返る余裕が出てきます」。

こうした説明が事前にあるかないかで、治療の枠のかかり方が変わってきます。患者さんが「退院したい」と家族に泣きついた後から、こうした説明を家族にしても、病院への不信感を晴らすのは難しくなります。

事前にこうした説明をして、家族も納得していれば、「入院する時に説明した通りになりましたね。現在起きている問題は、これまでの患者さんの問題ある行動パターンが繰り返されているだけで、ここで退院しては何も変わらないですよ」と患者さんや家族を説得することができるのです。

「ご家族との面会は、週1回か2回にしましょう」

「携帯電話は、単独で院内の散歩が可能になったら使っても構いません」

「入院後しばらくは病棟の外へ出ることはできません」

病棟のルールはいろいろありますが、それらをきちんと患者さんに受け入れてもらうことが必要で、もし患者さんが受け入れられなければ、任意での入院治療は難しいと思われます。

もちろん治療者側のミスもあるでしょう。スタッフによって言うことが異なる場合もあります。また、過剰とも思える規制や理不尽と思えるルールが設定されているかもしれません。治療者側のミスは「治療の枠」のほころびであり、もしもスタッフ間で言うことが異なるなら、「治療の枠」がきちんと設定されていなかったことになります。

ただし、「治療の枠」が適切に設定されているなかで、何か問題が生じた時、大切なのは治療者が本人や家族と話し合いを持ち、その問題を言語化して確認しておくことです。そうしておけば、仮にその場では解決できなかったとしても、その後本人が振り返って、その問題を自分の心理的な問題として捉え直したり、自分が似たような問題を繰り返していることに気づいたりすることができるのです。

そして、そのためにはルールを言語化、明文化しておくことが重要です。明確に示されたルールは「治療の枠」となり、患者さんの病棟生活のもっとも基本的な枠組みとなるものです。このような「枠」は病院だけでなく、学校や職場をはじめ、社会のあらゆるところに存在します。われわれはこの枠組みのなかで日々の社会生活を営んでいるのです。

問題行動の多い若い男性患者さん

祖母からわがままに育てられた20代前半の男性患者さんの治療モデルを考えてみましょう。

入院前の彼は仕事が長続きせず、違法行為やリストカットといった問題行動をたびたび起こして動が何度も見受けられました。入院してからも、女性患者さんと病棟外で会う、ベランダで喫煙する、といった問題行動が何度も見受けられました。

病棟スタッフが注意すると「もうやりません」「今後は気をつけます」と一応反省の色は見せるものの、違反行為を止める気配はなく、他の患者さんへの影響も大きいため、個室で隔離することを伝えました。

男性は「もうしません」「もう一度チャンスをください」と隔離から逃れようと必死でしたが、先に「次に問題を起こしたら隔離します」と警告していたので、その通り実行しました。2〜3日は不服そうな態度を見せていましたが、その後は態度も改まり、一週間ほどで開放病棟の4人部屋に戻ることができました。

この男性は過保護な環境で育てられたため「自分は特別な存在であり、ルールを破っても許される」と思い込んでいました。彼は、年齢の近い患者さんの前で平然とルールを破る姿を見せつけることで自尊心を保っていたのです。裏を返すと、このように虚勢を張ることでしか平静を保てない自己肯定感の低さを内面に抱えていたといえるでしょう。

4人部屋に戻った後は、すっかり問題行動もなくなり、以前の自分の態度についても反省した様子でした。

病院によっては、こうした問題行動の多い患者さんを強制的に退院させるところもあります。しかしそれでは、本人の根本的な問題は解決されず、退院後も問題行動が繰り返されたでしょう。

問題を言語化して確認しておく

今回はあえて、「隔離」という強固な治療の枠を設定することで、患者さんは自分自

●治療の枠

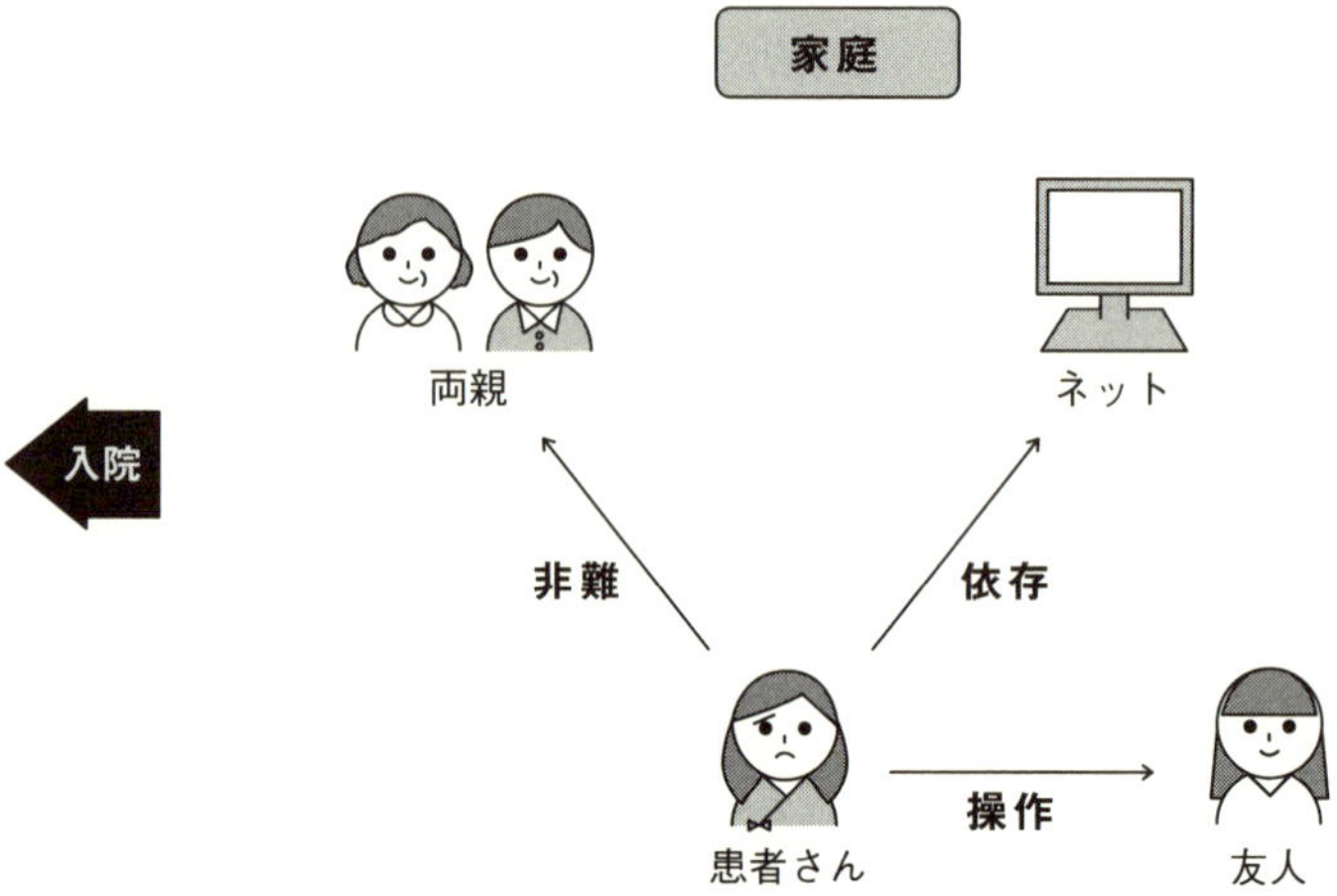

身の本当の「弱さ」（ありのままの無力な自分）と向き合うことができました。そして、ルールを破ることでしか目立てなかった自分の弱さを受容したことで、４人部屋に戻っても自分を誇張することなく、病棟に適応できるようになったのです。

このように、隔離という治療の枠を経験することで、本人が他の同世代の患者さんの目を気にせず、安心してありのままの自分と向き合えるようになることは、決して珍しいことではありません。特に若い患者さんには、よく見られます。

たとえば、個室に隔離されていた時には落ち着いていた患者さんが、隔離解除となり、他の患者さんとの共同生活が始まると、落ち着かなくなったり、不安感が高まったりすることがよくあります。

個室という小さな枠から集団生活という大きな枠へ移行した時、心理的に不安定になるとい

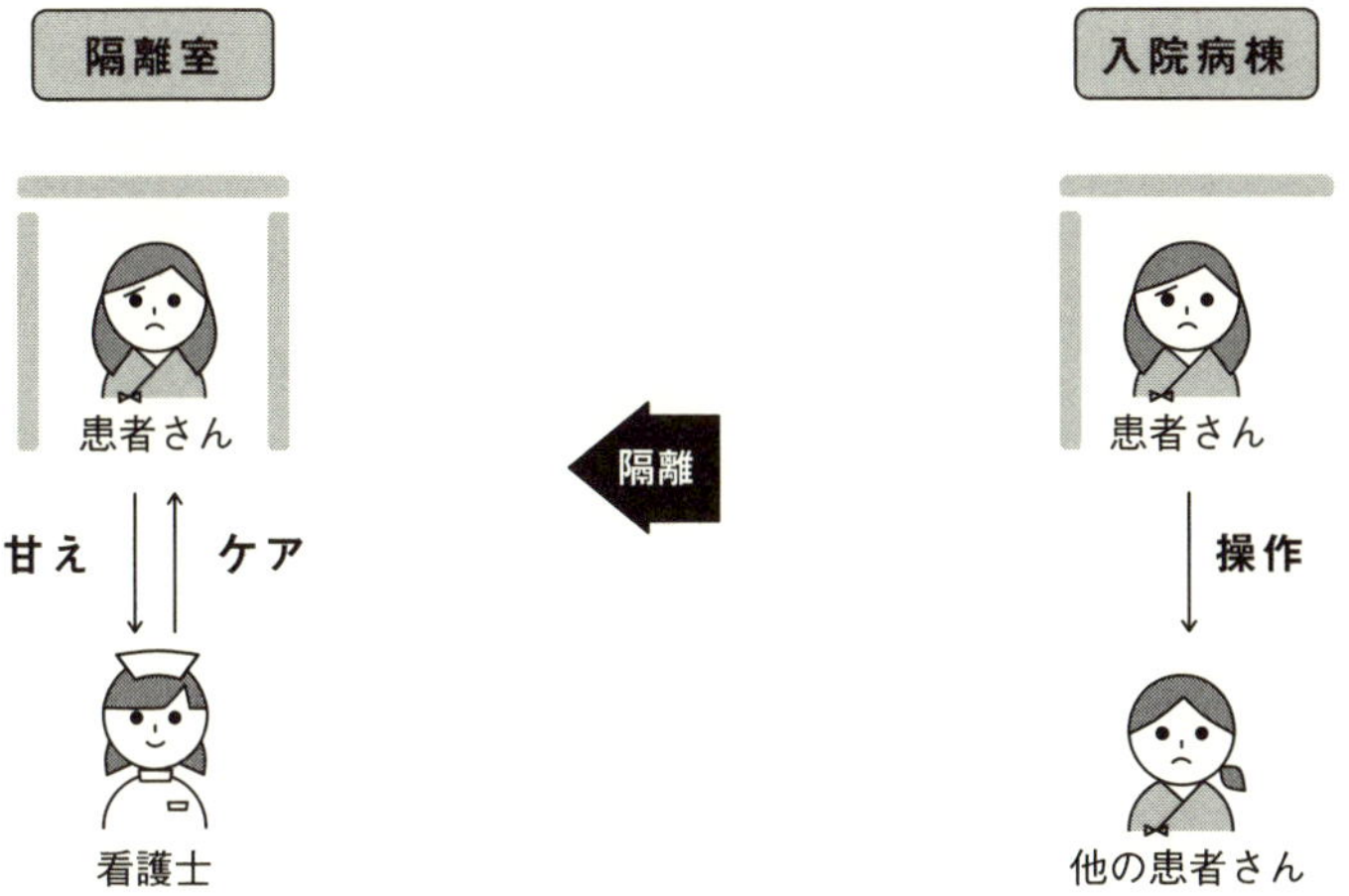

うことは、その原因が生活空間のサイズ、もしくは対人関係の広がりにあると考えることができます。

このような場合は、隔離下で落ち着いていたことを思い出し、個室で独りで過ごす時間をうまく作ることで、集団生活に少しずつ慣れることができます。隔離という物理的な行動制限を、対人関係や対人不安を解決する治療的な枠組みとして利用することで、他人との距離を自分で調整できるようになるのです。

精神科病院での「隔離」というと、一種の必要悪であるといったネガティブな印象を持つ人も少なくないでしょう。しかし、治療の枠という考え方においては、「隔離」も前向きな治療手段となります。物理的な行動制限を利用して、患者さんの自省を促したり、対人関係能力を改善したりできるのです。

家族としては、自分の子どもを強制的に入院させたり、隔離や拘束といった行動制限を課したりするのは、大変忍びないことではあります。しかしながら、患者さんが任意で入院した結果、1～2日で退院してしまい、結局何も変わらなかったという「入院治療の失敗」の経験を積み重ねることで、家族もようやく、自分の子どもに必要な治療は「自由」ではなく、それを制限する「枠」であることに気づき始めるのです。

あらゆるものを「治療の枠」として利用する

病棟のルールは、治療の枠を考えるうえでの大切な要素ですが、それ以外にも治療の枠は存在します。

病室が個室か4人部屋か、診察の頻度、看護師の人数と配置、テレビや新聞などデイルームの設備品の有無など、病棟内のさまざまな要素が治療の枠として機能する場合があります。

たとえば、60代の男性患者さんが、デイルームで「あの人がいつもテレビのチャンネルを独占している」と訴えて、怒鳴り始めたとします。

もちろん、複数の患者さんが同様の訴えをしていれば、非難された患者さんに問題がありそうですが、今回はそうではありません。「チャンネルを譲り合って見る」ということは、普段はあまり問題にはならず、病棟のルールとして明文化もされていません。

この怒鳴り始めた男性は、近隣でトラブルを起こし入院に至ったのですが、診察では幻覚や妄想を確認することができませんでした。

ところが、「チャンネルを譲り合って見る」というごく普通の場面で、病的な思い込み、被害妄想が出現したのでした。内服薬を調整することで、こうした症状は抑えることができました。

そこで働いている病棟のスタッフから見ると、多くの患者さんにとって問題ではないような設備や慣行が、時に患者さんの問題をあぶり出し、治療へと導くうえで有効な枠組みとして機能するのです。

前述したように、治療の枠がうまく機能するためには、それがきちんと言語化され、事前に患者さん本人がそれを受け入れたうえで、入院治療を始めることが大切です。また、病棟のスタッフも、治療の枠を守るうえで足並みをそろえる必要があります。

ただし、病棟生活のすべてを言語化することは不可能です。言語化されていなくても、多くの患者さんが問題なく受け入れている、病棟生活のあらゆる要素が、場合によって治療の枠になりうることは、知っておいてもよいでしょう。

このような考え方は、精神科特有のものかもしれませんが、治療する側も、患者さんやその家族も、このような視点を持っているかどうかで、患者さんが退院したいと言った時、あるいは患者さんが病棟のルールを破った時の対応が変わってくることになります。

PART 7

コミュニティの力を活かす治療共同体という考え方

治療共同体とは、集団の力を治療に利用するという、西洋医学に欠如していた考え方です。ここでは伝統的なコミュニティを引き合いに出して、治療共同体のシステムと効果について説明します。

精神科医の私が台湾で文化人類学を学んだわけ

ここで紹介する治療共同体という考え方は、「病気の原因を探ってそれを治療する」とか、「医師が患者を一対一で治療する」といった西洋医学の基本的な考え方とは異なり、集団（コミュニティ）の力を治療に活かすという考え方です。それゆえ、一般の人はもちろん、医療従事者であっても、心理的抵抗を感じる人もいると思います。

かくいう私自身も、かつては集団での治療法に懐疑的だったのです。しかし、そんな私がどのようにして治療共同体に出会ったのか、そこから説明してみたいと思います。

私は医学部を卒業後、精神科医として働きながら、精神分析学の勉強をしていました。そして日々、患者さんの治療にあたるなかで、この瞬間もどこかで性犯罪や家族関係の問題から、将来、神経症やうつ病で苦しむことになる患者予備軍が生まれていることを考えると、社会や文化の側面から、病気の予防や治療ができるのではないか、という思いがありました。

そんな時に出会ったのが、英国の女性社会人類学者メアリ・ダグラス（１９２１－２００７）の『汚穢と禁忌』という本です。

そこには、精神分析の創始者であるフロイトが十分考察できていない集団の力、スケープゴートを生み出すことで安定しようとする集団や社会の力学が理論化されていました。

私はこの本を読んで、個人的な無意識の研究だけでは、社会や文化の無意識的な力を十分解明できないと考え、異文化体験を通して、自文化の「無意識」を捉え直そうと、外国で文化人類学を学びたいと考えました。

留学先を台湾にしたのは、私が高校時代から中国語を学んだり、塾で台湾の話を聞いていたりしたこともありました。

台湾では戦後、医師が少ない時期が長く続きました。そのため、軽い病気では病院に行かず、日常生活の困りごとの一つとして、近所の寺廟（お寺や神社）で神様に相談する宗教的な習慣が当時も残っていました。

台湾の寺廟では、人間の能力を越えた超自然的な存在として神様が信じられており、その地域を悪運から守り、人々の悩みに答え、運に加勢してくれると信じられています。

悩みを抱える信者は、儀式において参加者の前で神様にお伺いを立てます。そうすることで、信者の悩みは儀式の参加者全員で共有されることになります。

こうした儀式が長年続いていくうちに、何年も神様に仕えている古参の信者から、最近儀式に参加し始めた新参の信者まで、神様を中心としたコミュニティの結束力が徐々に強化されていくのです。

日本では、こうした宗教的、あるいは地縁的なコミュニティの活動が、昔と比べ弱まってきているといわれています。

産業が発達して人口が流動化し、交通網の発達で職住分離が進んだことも一因でしょう。産業発展のスピードが落ちてきたいまこそ、ネット上のコミュニティだけでなく、地縁や興味関心から集まった、顔の見えるコミュニティの力が、福祉や医療にも必要とされるのかもしれません。

コミュニティにおける共感の条件――「超越性」と「内在性」

加藤行夫は『悲劇とは何か』（研究社）のなかで、悲劇が観客に共感されるための条件として、超越性と内在性との間に広がるグラデーション構造の重要性を挙げています。

超越性とは「真実」を知っている人知を超えた存在、内在性とは普通の人々が身近さや親密さを感じるような存在を意味します。悲劇が共感されるためには、その悲劇を救済してくれるような超越性と、そうした超越性と普通の人々をつなぐ媒介者が必要だということです。

同じようなことが、台湾の寺廟で行われている儀式にもあてはまります。

絶対的な存在である神様を中心に、位の高い法師やシャーマン、寺廟の運営委員、古参の信者、新参の信者といった順番でグラデーション状のコミュニティが作られています。この中の運営委員や一部の古参信者が、「超越性」と「内在性」をつなぐ立場にあるのです。

相談内容が難しく、何度来てもなかなか現状が変わらなかったり、神様のお告げに納得できなかったりする人もいます。そういう時には、古参の信者が「自分がお願いした時も同じでしたよ」と、自分の経験を引き合いに出して相手を労わるのです。

儀式という半ば公然の場で、困っていることを相談すること自体が、悲劇の舞台を連想させます。当然、神頼みですべてが好転するわけではありません。

悲劇が共感されるためには？

実際に機能しているのは、その悲劇に共感し、困っている人を受け止めるコミュニティであり、その「超越性」と「内在性」をつなぐグラテーション構造なのです。「超越性」と「内在性」をつなぐグラテーション構造の広がりが大きければ大きいほど、「超越性」が保証され、普段はあまり神様を祭っていない普通の人でも、気軽に参加して相談できるのです。ちなみに、「超越性」と「内在性」という一見相矛盾した特徴が、儀式で繰り返し確認されることは、社会学の創始者の一人であるエミール・デュルケム（1858－1917）の考えにさかのぼります。

コミュニティの力と精神医療

さて、先ほどの寺廟のコミュニティと同じような観点から、精神医療をひとつの文化として社会的に考えてみます。

「超越性」は、私たちがなぜ病気になるのかという「病気の真理」、あるいはそれに答えようとする医学知識や医師の専門性にあたるのかもしれません。では「内在性」についてはどうでしょう。

医学の専門知識を持たない普通の人が、病気を治療可能なものとして前向きに受け止めたり、服薬を中断せずに再発予防に努めたりするには、必要な知識を身近なものとして内在化させる媒介者の存在が必要です。

たとえば、薬を飲みたがらない患者さんは、どうすれば薬をきちんと飲むようになるのでしょうか。

超越性と内在性

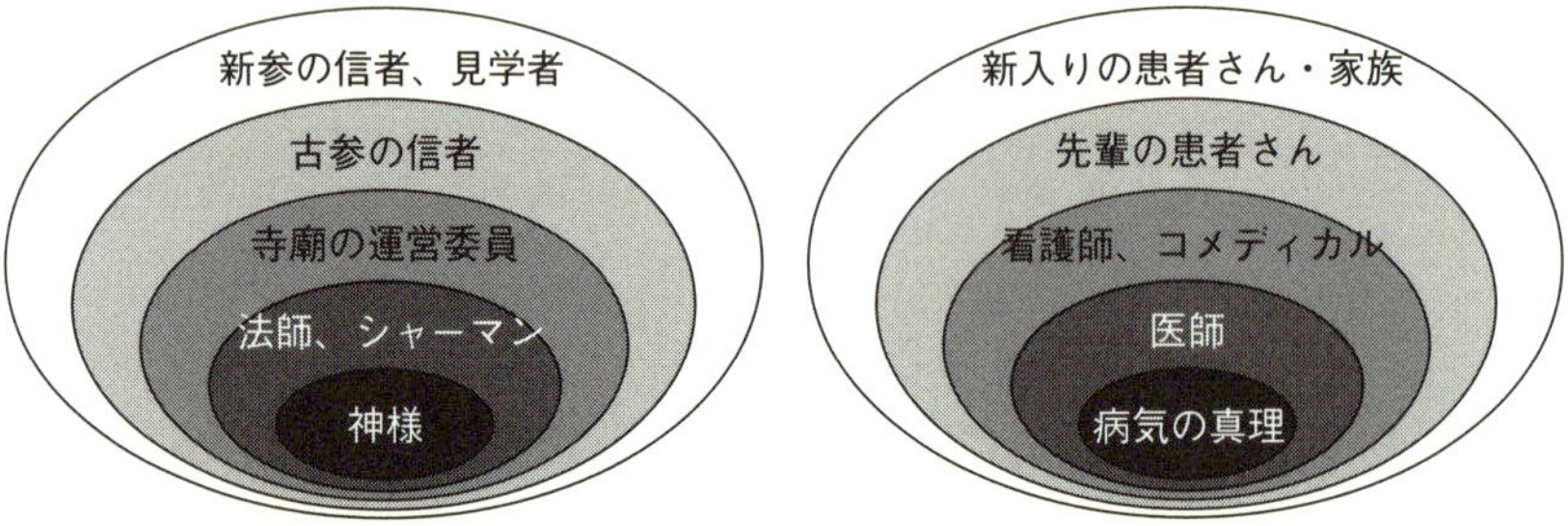

医師が「薬をきちんと飲まなければ、病気が悪くなりますよ」と一対一で服薬指導をしても、あまり聞き入れてもらえません。しかし、医師だけではなく、他の患者さんと一緒に服薬について話し合ったらどうでしょうか。

「この人も病気を治そうとがんばっているんだ」という親近感が生まれてくるかもしれません。そして、その患者さんから「私も以前はそうした症状で苦しみました」といった話をされると、「どうしたらそんなに良くなったのか」、「良くなるためにどんな工夫をしてきたのか」聞いてみたくなるのではないでしょうか。

同じ立場の患者さんの「私は薬を止めたら、再発してしまいました」とか「薬を飲むことで、いまの職場で働けているんです」といった実体験に裏づけられた話には説得力があり、共感を得られるに違いありません。そして、それは治療の促進につながるはずです。

このようなことを台湾で論文にまとめ、帰国後の就職先を探していると、「治療共同体」という治療法を実践しているA病院を知りました。そういえば、かつて京都のある集まりで、A病院の院長に紹介されたことがありました。

台湾でコミュニティの持つ力に開眼した私は、そのA病院で三年ほど働くことになるのですが、本章ではそこで学んだ治療共同体について解説していきます。

まずは、この治療共同体という考え方が、西洋医学の中でどのように発展してきたのか、その歴史を振り返ります。

治療共同体の始まり

第2次世界大戦期、イギリスにあるノースフィールド陸軍精神科病院では、ウィルフレッド・ビオン（1897－1979）、ジョン・リックマン（1891－1951）、ジークフリート・ハインリッヒ・フォルクス（1898－1976）、トーマス・メイン（1911－1990）といった精神科医らが、戦争神経症の治療の一環として、集団やコミュニティの持つ治療力を利用した臨床実験を行いました。

戦争神経症とは、戦場での衝撃的な体験がトラウマとなって引き起こされる、さまざまなタイプの神経症のことです。

当初、その病院は病棟と兵舎の2棟に分かれており、病棟は治療の場、兵舎は回復した兵士が再度戦場に戻る訓練の場というように、別々の機能を担っていました。病棟は強制収容所のような環境で、傷ついた兵士は強制的な管理のもと、従属的な治療を受けていたといわれています。

戦時下、このような軍組織の病院は、短期間に多くの傷兵を治療して戦場に戻すことが最大の使命でした。しかし、次々と運ばれてくる大量の傷兵を少ない医師で診ていては、とても軍部の要請に応じることはできません。そこで、治療中の傷兵や再訓練中の兵士の手も借りながら集団的に治療を行うという試みが始まったのです。

先の精神科医らは、手始めに病棟と兵舎の区別をなくし、レクリエーション活動などを通じてお互いの交流を活性化させることにしました。すると、それまで管理下に置かれていた兵士たちが、自主的にミーティングを開催し、意見を出し合って、病棟を自ら運営するようになったのです。

兵士同士の自由な意見交換は、当然、兵士と治療スタッフ、治療スタッフ同士の自由な意見交換を促進します。そしてそうなると、情報が積極的に公開され、事実を隠蔽せず、正直に向き合う姿勢も必要となってきます。

このような入院環境を、トーマス・メインはのちに「治療共同体」と名づけました。メインは次のように述べています。

「病院は、もはや医師たちが自分たちの技術的優位性を示すために運営する組織ではなく、すべてのメンバー（患者、医師、治療スタッフ）が日常生活にかかわる共同体であり、個々人はこのなかで普通の人付き合いを通して、再び社会復帰することめざしている」。

同じような試みは、１９４５年頃、ロンドンのミル・ヒル病院で、マックスウェル・ジョーンズ（１９０７－１９９０）によっても始められていました。

ジョーンズは、病棟にかかわるすべての人が参加するコミュニティ・ミーティングを開き、そこで個々人が抱えるさまざまな悩みを参加者全員で一緒に考えたり、病院運営に関する問題を参加者全員に共有してもらったりするよう働きかけていきました。

どちらの場合でも、ミーティングを導入することで、患者さんを単に従属的に治療を受ける役割から解放し、患者さん同士の自然な相互交流を治療に利用しようとしていたことがわかります。

医療の専門性を一種の超越性と考えれば、これは前節で取り上げた伝統的コミュニティでの儀式と同じように、ある程度病棟に慣れた患者さんが「超越性」と「内在性」をつなぐ媒介者との役割を果たしているということができます。

また、ミーティングで自分の困っている問題を話すことには、儀式で神様にお伺いを立てるのに似た劇場的要素があり、患者さんの苦悩は悲劇のように共感を持って集団に受け止めてもらえるでしょう。

患者さん同士の自然な相互交流を治療に利用する

西洋医学は、この治療共同体という試みを通して、伝統的なコミュニティで見られたような人と人との交流が持つ治療効果を再発見したのです。

その後、治療共同体はイギリスからアメリカ、ドイツ、イタリアへと広がりました。しかし、各国の医療費削減の政策が推進されるなかで、入院期間の短縮や精神科病床削減政策が進められると、治療共同体は公的な病院からは姿を消しました。現在は、自費で治療を行う私立の入院施設の一部に残っているだけです。

ただし、アメリカでは1960年代以降、薬物依存症の自助グループなど、通所施設や更生施設のなかで、治療共同体の考え方が実践されています。

私が勤務したA病院では、アメリカのメニンガー・クリニックで採用されていた治療共同体のシステムが導入されていました。

人と人との交流を治療に活かす

歴史的に、精神科病棟では患者さんを「管理」することが優先され、患者さん同士の交流は治療の妨げになると考えられていました。

戦後に薬物療法が進歩してからも、精神科の治療は、内科や外科と同じように、医師が患者さんと一対一で行うものであり、患者さん同士の交流やコミュニケーションが治療に及ぼす有効性は軽視されていました。

たしかに、患者さんは治療のために入院しているのであって、治療に関係ないことはある程度制限されるのが当然です。しかし、入院しているからといって、いつも治療を行っているわけではなく、みんなと世間話をしたり、一緒にテレビを見たりといった、日常的な交流もあるのです。

治療共同体では、むしろそのような、交流を治療に利用していきます。

患者さんがスタッフの見守りや援助のもとで、周囲の人たちと自由な交流を行うことは、患者さん自身の治療にとっても、また後述する「治療文化」にとっても、望ましいことです。

というのも、とりわけ神経症の場合、患者さんが職場や家庭などの身近な人間関係のなかで「自由に話せない」ことが、治療の妨げになるからです。こうした患者さんが、身近な人間関係からいったん距離を置き、病棟内の新しい対人関係のなかに入っていって、次第に自分の気持ちをそのまま言語化できるようになっていくことこそ、治療上必要な「対人関係の練習」なのです。また、新しい環境に入っていく時にこそ、その人の対人関係のクセが出やすいので、自分自身の対人関係の問題と向き合う良い機会にもなるのです。

入院環境は「小さな社会」

たしかに、患者さん同士の交流がトラブルを引き起こすこともあります。全室個室で患者さん同士の交流がまったくない病棟なら、余計なトラブルも起きにくいでしょう。しかし、そのような環境では患者さんの対人関係の問題を治すこともできません。

このような入院環境は、社会から切り離された異質の環境というよりも、むしろ社会の縮図ともいえる「小さな社会」というべきものです。最終的に、患者さんが退院後に戻っていく場所は一般社会です。ならば、一般社会に戻った時にどのような問題が出てくるのか、病棟という「小さな社会」で確認しておくことが大切でしょう。

人と人との交流から生まれる「治療文化」

人と人との交流は単に患者さんの治療効果を促進するだけでなく、それが長期的に継続されると「文化」のようなものが生まれてきます。

ドイツの社会学者ゲオルグ・ジンメル（1858－1918）は、人と人との自由な交流のなかから、本来の目的とは異なる活動やアイデアが生まれ、それが芸術や文化、スポーツなどに発展する経過をたどり、そこにこそ社会（あるいは社交）の本質的な働きがあると考えました。

ジンメルは、男女間の恋愛が単にその成就を目的とせず、心理的なかけ引きや手練手管が洗練していく例を挙げています。これに近いところで、日本でも九鬼周造が、江戸吉原の遊郭などで見られた「いき」（粋）の美学を論じています。

武士道や騎士道精神、書道や茶道、それに伝統的なスポーツ競技といったものも、たった一人の人間の頭のなかから突然生まれきたというよりも、人と人が交流するなかで、形式的に洗練されてきたもです。

治療共同体においては、病棟のルールや治療の目的といった治療の枠は堅持しつつも、患者さんを管理するのではなく、ある程度自由な交流を認めることで、治療の目的を越えた、いわばジンメルのいうところの「文化」や「倫理」のようなものが生まれてくるのです。

患者さんは治療共同体に「新入り」として入院し、治療が進み、病棟に慣れてくると、今度は次の「新入り」に共同体のルールや治療について教えたり、相談に乗ったりする役割を果たすようになります。

このような交流が繰り返されていく過程で、単に「守るべき約束事」として明文化されていた病棟のルールは、「治療と集団生活を円滑に行うための必要な慣習」として、患者さんたちのなかに内在化され、「自分だけでなく、みんなの治療のため」という意識を持った行動が見られるようになるのです。

もちろん、病棟のルールだけではなく、生活のスタイルやレクリエーション、人々の考え方や嗜好性といった、治療とは直接関係しない、さまざまな要素が相まって、治療共同体特有の文化が生み出されるのですが、そうしたものを総称して、本書では「治療

「自分だけでなく、みんなの治療のため」

文化」と名づけることにします。

治療文化が治療の枠を補強する

病棟のルール、スケジュールなどの「治療の枠」は、患者さんにとってストレスとなり、当然、問題も生じます。しかし問題を起こした患者さんを「ルール違反だから」と即刻退院させるのではなく、病院側に「なぜ問題が生じたのか」を患者さんに振り返らせる余裕があれば、患者さんの心理に変化を起こすことができるでしょう。もちろん、そう簡単なことではありませんが、2回、3回と粘り強くそのような機会を持ち続けるうちに、患者さんのなかに「じつは問題の原因は自分にあるのではないか」という認識が芽生えてくることがあります。もしくは、他の患者さんが自分と同じような問題を起こすのを見て「あっ、これは自分と同じかもしれない」と気づくこともあります。

「あっ、これは自分と同じかもしれない」

もちろん、施設の構造や人員配置などの条件によって、受け入れられる患者さんの病状や人数は異なります。しかし、問題を起こさないような患者さんを選んで入院させるのか、もしくは患者さんが問題を起こすことを想定して、それを治療的に利用しようと考えるのか、両者の治療のスタンスは大きく異なります。

たとえば、盗難、トイレでの喫煙といった問題で、犯人がはっきりとわからなかったり、患者さん同士のトラブルでどちらが悪いのか、スタッフの間でも意見が分かれたりするような場合があります。

こうした治療の枠から逸脱した事例が発生した時にこそ、治療文化が試されているのかもしれません。

「治療と集団生活を円滑に行うために必要な慣習」が患者さんたちのなかに意識づけられていれば、こういうトラブルは少なくなりますし、トラブルが生じた際に、患者さんの間からも、建設的な意見が出てきます。

また、治療に反発し、スタッフの話に耳を傾けようとしない患者さんがいた場合でも、他の患者さんから諭されると、納得せざるを得ないこともあります。

よくあるのが、初めて隔離を経験し、「隔離されてつらい」「納得できない」とミーティングで訴える患者さんのケースです。

そこで、隔離経験のある患者さんから、「最初は私も嫌だったけど、隔離されて一人の時間を過ごすことで、気づけたことも多かった」とか「振り返ると、あの時に隔離されなければ、病棟でうまく過ごせなかったと思う」といった話が出てきます。もちろん、それだけで納得できるわけではないのでしょうが、経験者から助言されると、スタッフが言った時のような反発は見られません。

行動制限や、携帯を持ち込めないといった病棟のルールは、患者さんの反発を招きやすいものです。しかしながら、治療の枠として、患者さんを守る機能も果たすということを、経験した患者さんの口から語られると、スタッフが押しつけるよりも受け入れられやすくなるでしょう。

このような治療文化が作り出されていくと、スタッフの負担は徐々に減っていき、その余力を患者さんの家族の問題などにも注ぐことができるようになります。

治療文化、治療共同体、地域社会

治療共同体を実践しているA病院を初めて見学した時、病棟に入院している患者さんたちの活気に圧倒されました。その活気の源の一つは、患者さんが他の患者さんの治療に貢献したり、他の患者さんが治療のために頑張っている姿を見て、自分も励まされたりしているといった、患者さん同士の交流の活発さでした。

入院すれば、自分の病気だけではなく、他の患者さんの病気も知ることになります。病気が異なったとしても、一緒に入院していれば、病気との付き合い方を学んだり、逆に誰かに教えたりすることもあるでしょう。実際、入院してから、他の患者さんの話を聞いて、「苦しいのは自分だけじゃなかったんだ」と話す患者さんも少なくありません。

治療のために集まった患者さんが、こうした自由な交流を通じて、お互いの病気のことを知ったり、励まし合ったりするところから、治療文化は生じてきます。

治療共同体の環境やあり方によって、生み出される治療文化は異なります。しかし重要なのは、その核に、患者さんの立場に立った精神疾患の理解や治療哲学があるということです。

そしてさらに、退院した患者さんたちが地域と交流することで、治療文化が施設周辺のコミュニティに広がっていけば、退院後の患者さんが地域で生活したり、就労したりすることが容易になってくるはずです。

これは、台湾の寺廟を中心としたコミュニティが、儀式を通じて「超越性」と「内在性」の媒介者を増やしていくのと同じようなものです。

A病院では、退院した患者さんたちによって、治療文化が地域に広がり、地域での生活や社会復帰がしやすい環境が整いつつあります。

たとえば、A病院を退院しても、病状などの問題ですぐに社会復帰できない患者さんは、場合によって病院の近くで一人暮らしをしながら、A病院のデイケアや授産施設などに通います。また、通常は一人暮らしに支障のあるような患者さんでも、訪問看護や近所の患者さんによるサポートで、自立した生活を送ることができます。

その結果、A病院の周囲のアパートは、A病院を退院した患者さんで埋まっていき、A病院がなければ、町で唯一のコンビニもなくなってしまうだろう、といわれるまでになりました。近年、A病院は町内会にも参加し、地元の祭りを通して、地域住民との関係を深めています。

ほかにも、A病院では、患者さんが社会復帰するためのリハビリとして、一定期間働けるようなレストランや喫茶店を経営したり、地域住民の買い物や掃除などをお手伝いするようなサービスを提供したりしています。

患者さんの社会復帰を促進するだけでなく、精神疾患そのものを生み出しにくい社会を実現していくためにも、治療文化を精神科にかかわる人たちだけのサブカルチャーから、地域のカルチャーや時代精神に広げていくことが期待されます。

しかし、当然のことながら、現状の生活に満足している一般の人々が、精神医療に興味をもち、精神科の患者さんと交流を深め、治療文化の一端を担おうとするとは、現実的に考えにくいことです。

A病院の治療共同体で働いて思ったのは、まずは患者さん同士やその家族間の自由な交流を促進し、そして患者さんが退院しても、その後の社会生活を支え合う関係を維持することの重要性です。そして、このような「媒介者」を増やし、地域に治療文化が広がるような支援を続けることで、病院の中だけで成り立っていた治療共同体が、地域に広がっていくと思われます。

精神疾患そのものを生み出しにくい社会を実現する

PART 8

日本にもある治療共同体の舞台裏

ここでは、病棟を治療共同体に変えるのに必要な各種ミーティングについて説明します。患者さんが入院しているだけで、お互いの交流が進むわけではありません。PART 7で述べたような治療共同体の実現のために、A病院がどのようなシステムを構築しているのか、ミーティングの概要から「病棟内機能分化」、そしてスタッフ側の情報共有システムについても触れます。

治療共同体における各種ミーティング

治療文化を生み出すような、患者さん同士や患者・スタッフ間の交流を、1～2カ月といった短い入院期間内で促進していくうえで、もっとも重要なのはミーティングの実施です。

A病院に入院する時、すべての患者さんが、治療共同体の一員としてミーティングに参加することを義務づけられます。主治医からその説明はありますが、ほとんどの場合、それが自分の治療にどう役立つのか、わからないまま入院することになります。

入院中、日頃顔を合わせる同室者や担当スタッフと一緒に参加するミーティングが「患者―スタッフ・ミーティング」(PS (Patient-Staff) ミーティング) とよばれており、治療共同体の根幹として機能しています。これを理解しなければ、PART7で述べたような治療共同体の話も机上の空論に過ぎません。

このミーティングは、週に1回、1時間ほど行われ、メンバーは同室または隣室の患者さん約10名と、3～4名の病棟スタッフです。

ここで患者さんは、自分自身の行動制限、服薬管理の状況、作業療法で何をしたか、そして一週間の出来事の4項目について報告します。

一人の患者さんが4項目を話し終わると、他のメンバーがその患者さんの行動や態度について気づいたこと、気になることをコメントしていきます。その患者さんが治療のために努力しているこ

行動制限

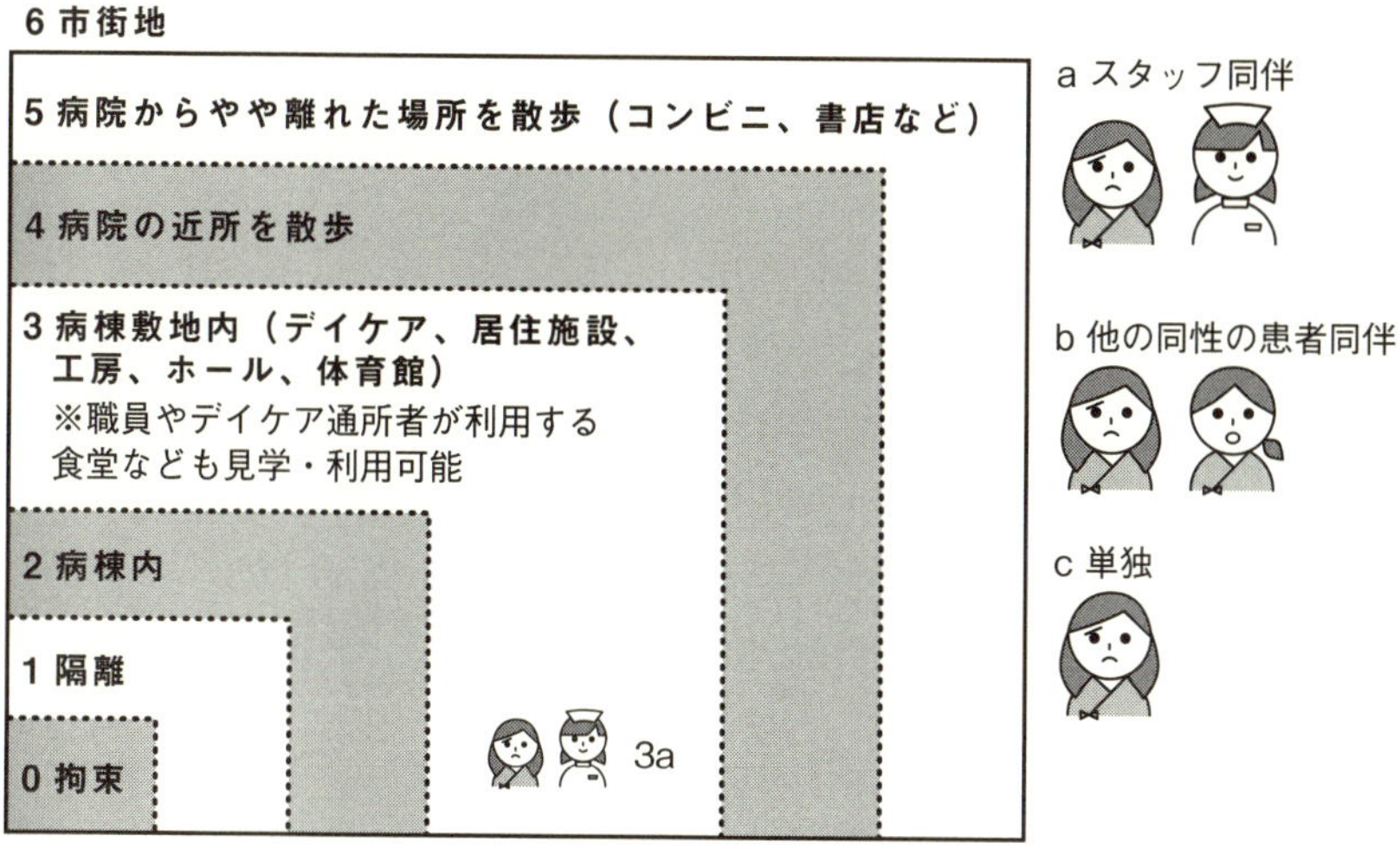

とや、他の患者さんへの気遣いが褒められることもあれば、治療上好ましくない行為や、他の患者さんへの過干渉などを注意されることもあります。

行動制限とは、患者さんが行動できる範囲と条件のことです。

行動範囲は制限が厳しい順から、0（拘束）、1（隔離）、2（病棟内）……6（市街地）の7段階にゾーン分けされます。

それに加えて、a（スタッフ同伴）、b（他の同性の患者同伴）、c（単独）といった付き添い条件が設定されます。

たとえば、行動範囲が2だと、病棟から出ることはできませんが、3になると病院の敷地内を散歩できるようになります。それにaという条件がつくと「3a」となりスタッフ同伴で院内の散歩が可能で、「3c」だと一人で院内を散歩することができます。

ここではわかりやすく「行動制限」とよびま

したが、A病院では「責任レベル」とよんでいます。

「行動制限」という言い方は、病院が患者さんの行動を制限するという、伝統的な精神科病院特有の管理主義的な意味合いを含んでいます。

これに対し、「責任レベル」という言い方には「患者自身が自分の行動に責任を持てる範囲」という意図があり、治療の目標が「自由」ではなく「自立」であることを、患者さんに明確に意識させる効果があるのです。

服薬管理についても、看護師管理、一日分自己管理、一週間分自己管理といったように患者さんの管理能力に応じてレベル分けされており、「服薬管理レベル」とよばれています。

そして、患者さんが自分の責任レベルや服薬管理レベルを上げるためには、PSミーティングに参加して、自らレベルアップの申請をし、他の患者さんやスタッフに承認してもらう必要があります。

要するに、病棟を自由に出入りしたい、薬も自己管理できるようになって早く退院に近づきたいと思うなら、PSミーティングに参加して、自らレベルアップを申請しなくてはならない仕組みなのです。

また、最後の項目である「一週間の出来事」では、自分自身の病状の変化や、外出や外泊での様子が報告されます。しかし、病棟で何か大きな出来事があれば、そのことで自分が受けた影響や、他の患者さんとの関係の変化について報告されることもあります。

PSミーティング以外にも、入院直後から毎週出席しなければならないミーティングがあります。

それは「新入院患者ミーティング」で、その名の通り、院内の全病棟を対象に、入院したばかりの患者を集めたミーティングです。そこでは、入院当初にぶつかる戸惑いや悩みについて、新入りの患者さんと少しだけ先輩の患者さんが、比較的自由に話し合います。

私が勤め始めた頃、このミーティングは入院から8週目までの患者さんが参加することになっていました。しかし、入退院する患者さんの数が増えるにしたがって6週目までとなり、現在は4週目までとなっています。

その他、病棟ごとに毎朝「コミュニティ・ミーティング」が開かれています。コミュニティ・ミーティングとは、その病棟の患者さんやスタッフ全員が顔を合わせるミーティングのことで、その日に入退院する患者さんの紹介や、連絡事項の通達、患者さんからの問題提起などが行われます。また、疾患別のミーティングも用意されており、たとえばアルコール依存症の患者さんは週2回のアルコール・ミーティングへの参加が義務づけられています。その他、うつ病ミーティングやアダルト・チルドレンのミーティングなども週1回開催されています。

ミーティングとチーム医療

患者さん同士、または患者・スタッフ間のコミュニケーションを促進させるミーティングは、同時にスタッフ同士や職種の間の壁を取り払うことにもつながります。

現在、日本が推し進めている医療体制として「チーム医療」というものがあります。治療にかかわるさまざまな専門職同士が連携して、チームとして治療を行っていくことです。その目的としては、治療の精度を上げたり、医師の負担を軽減したりするということもありますが、これ以外に、スタッフ間のコミュニケーションを密にすることで、職場の風通しを良くするという目的もあります。

２００７年、私は日独青少年指導者交流に参加し、ドイツの保育園や小学校、青少年施設などを2週間見学しました。そのなかでもっとも印象的だったのは、多職種協働がきちんと機能していたことでした。それぞれの専門家がチームでの自分の役割を理解して、自分の専門性を存分に発揮しており、ミーティングも活気あふれるものでした。

しかし、日本の一般的な医療現場では、スタッフは部署や職種ごとにまとまりがちで、連携して治療に取り組もうという姿勢はあまり見られません。日本の文化では、積極的に自分の意見を主張したり、専門性を発揮するよりも、目立たないでいた方が楽だからです。

チーム医療を標榜している病院でも、カンファレンスでは各スタッフが報告を読み上げ、その情報をただ共有するだけで、そこから自由な議論が展開されることはあまり多くないと思われます。

しかし、PSミーティングでは、患者さんと多職種のスタッフが混在しているため、医師が患者さんの疑問にどう答えるのか、看護師が患者さんの病棟生活をどうケアしているのか、作業療法士は患者さんの作業中の様子をどう見ていたのか、各スタッフの専門的な視点をその場で知ることができます。

たとえば、「Aさんは作業療法中に一つの作業に集中できず、テンションが高いようなので、短時間で切り上げて、お部屋で休んでもらいました」といったように、それぞれの専門職が患者さんのどういう症状に、どのように対応しているのか、きちんと理解することができます。

また、経験の浅いスタッフは、どの患者さんにも同じような口調で話しかけやすいものです。患者さんの発言に対するコメントも、紋切り型になりやすい。これに対し、精神科の経験が長いスタッフほど、相手の病状や年齢などに応じて、話しかける口調や話題を工夫します。同じ職種であれ、異なる職種であれ、他のスタッフから学ぶことも少なくはありません。

PSミーティングが、一般的なチーム医療ともっとも異なるのは、そこに当事者である患者さんが参加していることです。患者さんの発言に対し、同席している他の患者さんが、われわれ医療スタッフも感心するような鋭いコメントを口にすることもあります。そういう場で、スタッフがありきたりのコメントをしているようでは、専門職として立つ瀬がなくなってしまいます。患者さんの目があることで、スタッフは自らの職業意識を否応なく高めざるを得ないのです。

こうしたミーティングを毎週継続して行うことで、スタッフは他の職種の専門性を理解し、自然と役割分担ができてきます。また、スタッフ同士のカンファレンスでも、自然と自らの専門性を意識した、積極的な発言が出てくるようになるのです。

A病院では、患者さんの問題に応じて、その問題に関心のあるスタッフが積極的に患者さんやその家族とかかわり、治療をどんどん進めていく、あるいは、患者さんがミーティングに参加しているうちに、自分の問題に気づいていつの間にか良くなってしまう、そんなことも主治医としてしばしば経験しました。こうした経験は、多職種協働で治療が進んでいることや、治療共同体の持つ治療力のあらわれだと感じます。

患者さんが医療スタッフも感心するような鋭いコメントを口にする

病棟機能分化

「病棟」というと、一つの建物を連想されるかもしれませんが、実際には建物の各階ごとに病棟が割り振られていて、一つのフロアで一病棟というところもあれば、一つのフロアを複数に区分けして、一つのフロアに複数の病棟が入っているところもあります。

「病棟機能分化」とは、病棟を機能別に分けることで、精神科病院では随分前から進められています。病棟を疾患別に分けたり、急性期や慢性期の病態別に分けたりすることで、治療や管理の効率化を図れるだけでなく、患者さん自身の疾病受容といった心理教育的なメリットも期待できるからです。

たとえば、うつ病の患者さんが「自分のうつは治らないのではないか」「一生入院するのではないか」と考えてしまうのはよくあることです。

そのような患者さんが慢性期の患者さんが多い病棟に入ってしまうと、将来への不安はさらに強くなるでしょう。反対に、急性期病棟で、周りの患者さんがリハビリに励む様子や、退院していく姿を見ると、入院治療に希望を持つことができるかもしれません。

また、国の医療費削減のための施策として、「包括病棟」（包括医療費支払制度）という仕組みがあり、病棟機能分化が推進されてきたこともあります。包括病棟の「包括」とは、入院料のなかに、入院基本料、検査、処方などの費用が含まれているということです。したがって、過剰な検査

一般病棟と包括病棟

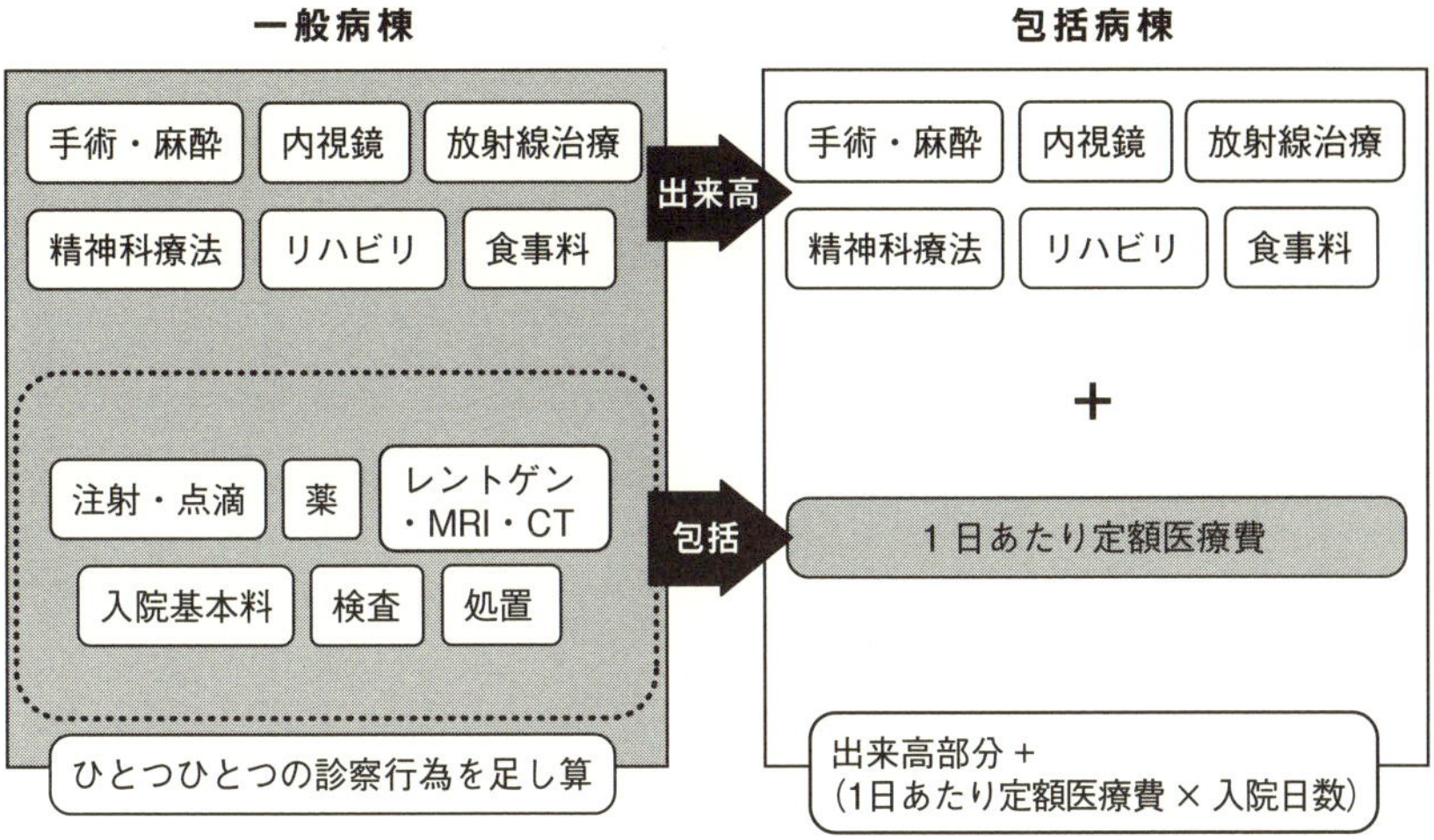

や処方を行って、入院料が請求限度額を越えた場合、過剰分は病院側の負担となります。

入院期間に関しても、入院期間が短ければ、それだけ高い入院料を請求できることで、入院期間の短縮を促す仕組みとなっています。

他の診療科の病棟にも同様の仕組みはありますが、精神科の場合は、患者さんの入院形態、個室数や看護スタッフの人数、精神科救急への取り組みなどが一定の基準を満たしていると、「救急病棟」や「急性期治療病棟」といった包括病棟として認定され、入院料が高く設定されます。

他方、包括病棟として認定されていない、従来からある出来高払い（検査費、治療費などを単純に加算していく方法）の一般病棟では、検査や処方の費用が保険請求でき、入院期間にも制限はありませんが、入院料は非常に低く抑えられています。

今後は疾患名によって、入院料や治療費用を定額にすることも検討されています。これは最小限の検査や治療で、短期で退院させることができれば、それだけ病棟の利益が出るという仕組みです。現在、病院の治療環境に関する施策の多くは、こうした医療費の設定による利益誘導の形をとっています。

私が勤務していたA病院は、その当時、1階から3階までが入院病棟として使われており、診療報酬の違いから「救急病棟」、「急性期病棟」、「療養病棟」の3つに機能分化されていました（すべて包括病棟)。「救急病棟」は小さめの病棟でしたが、スタッフ数は充実していました。また、「救急病棟」と「急性期病棟」では、規定の入院料を保険請求できるのは3カ月間と限られていたため、入院期間がそれ以上になる場合は「療養病棟」が利用されていました。

このように、当時は診療報酬によって病棟は機能分化されていましたが、現在はスタッフの人数も増え、すべてのフロアが「救急病棟」となっています。

A病院は、これまで疾患別に病棟を機能分化することはありませんでした。効率的な管理を考えるなら、同じ疾患の患者さんを集めた方が管理しやすいのですが、治療文化のことを考えると、さまざまな病気の患者さんが同じ病棟にいた方が良いのです。実際、退院して社会復帰すれば、もっと多様で複雑な人間関係のなかで生きていくことになるのですから。

それに、退院後もデイケアや作業所に通い、さまざまな患者さんと交流を続けることもあります。場合によっては、他の患者さんの社会復帰を援助する立場になるかもしれません。そう考えると、自分とは異なる精神疾患についても知っておいた方が良いでしょう。

A病院では、病棟を疾患別に機能分化する代わりに、週1〜2回、うつ病ミーティングやアルコール・ミーティングといった疾患別ミーティングを行っています。そうすることで、同じ病気の患者さん同士での交流を進め、病気の理解を深めたり、治療へのモチベーションを高めたりしています。

病棟内機能分化という発想

当然のことですが、患者さんは入院中、別の病棟に移ることもできます。しかし、病棟が変わると、せっかく人間関係が築けつつあった治療スタッフや他の患者さんと離れて、新しい人間関係をまた最初から作ることになるので、特別な理由がない限り、病棟を変わることは望ましくありません。

病棟機能分化が病棟そのものを機能によって区別するのに対し、「病棟内機能分化」とは、病棟内部を大中小といったいくつかのゾーンに区分けすることです。患者さんは入院してから退院するまでに、同じ病棟内の各ゾーンを移動しながら治療を行っていくことになります。

通常、病状の重い患者さんは個室を利用し、病状が改善すれば、4人部屋などの大きな部屋に移ることになります。

私が勤務していたA病院の各病棟には、PICU：(Psychiatry Intensive Care Unit：精神科集中治療室)、個室と大部屋の両方がある少し広めのゾーン（南ゾーン）、大部屋主体の広いゾーン（北ゾーン）の、3つのゾーンがありました。

たとえば、病状の重い患者さんはPICU内の個室で隔離され、スタッフが治療や介護にあたり

病棟のサイズと対人関係

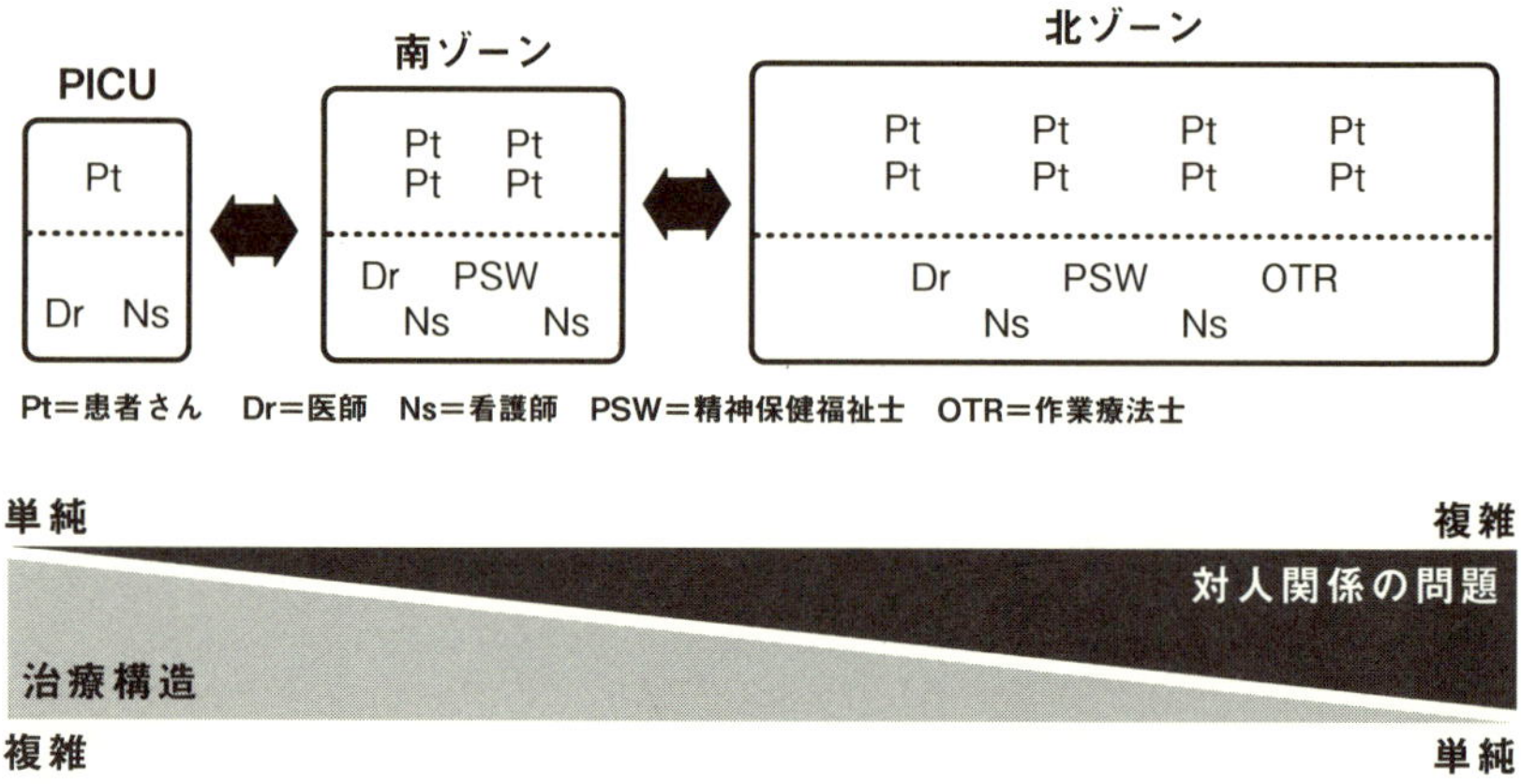

病棟内がさまざまなサイズに分かれていると、その時の患者さんの対人関係の能力に応じて、エリアを選ぶことができる（病棟内機能分化）。

ます。当然、他の患者さんとの接触はありません。しかし、病状が落ち着いてくれば、狭いＰＩＣＵのなかで、4~5人の患者さんたちと一緒に食事をしたり、作業療法をしたりすることが可能となります。なお、ＰＩＣＵ内にはスタッフが常駐しており、患者さんだけになることはほとんどありません。

新しく重症の患者さんが入院してくると、症状がもっとも落ち着いている患者さんから南ゾーンに移動します。ここでは患者さん同士のコミュニケーションがより活発になり、責任レベルが上がれば、同性の患者さん同士で院内散歩に出かけたりすることも可能となります。

しかし、ＰＩＣＵでは落ち着いていたのに、少し広い南ゾーンに移ると落ち着きをなくす患者さんもいます。そういった場合には、南ゾーンの個室で、しばらくの間、隔離を利用することで、落ち着きを取り戻していくのですが、それでも難しい場合には、再び狭いＰＩＣＵに戻ってもらうことになります。

また、患者さんによっては、南ゾーンでは問題なく過ごせていたものの、もっとも広い北ゾーンに移ると、他の患者さんとトラブルを起こし始めたり、病棟のルールを破ったりするようになり、もう一度南ゾーンに戻らざるを得なくなることもあります。

このように、患者さんは回復度に応じて少しずつ広いゾーンに移っていくのですが、行動範囲や対人関係が広がることで問題が生じた場合、いったん狭いゾーンに戻って、治療薬の調整をしたり、問題を振り返ったりして、再度広いゾーンにチャレンジすることになります。これが病棟内機能分化の治療的意味です。

つまり、病棟のサイズを、大中小と3つのサイズに機能分化することで、患者さんの対人能力をはかることができるのです。

病棟内のゾーンを移動するなかで、

「周りの患者さんが増えると、交際範囲が広くなり疲れてしまう」

「異性の患者さんがいると、その人に依存してしまう」

「自分を大きく見せようと、ウソをついてしまう」

といった自分自身の対人関係の問題に気づければ、自分の問題と向き合って抑うつを経た後、より慎重に対人関係を築いていけるようになります。

もちろん、患者さんの病状によっては、対人能力の限界も決まってきます。人によっては、対人関係を広げることよりも、むしろ対人関係を自分で意識して制限する練習が必要な場合もあります。

集団のサイズで変化する治療の枠組み

自傷行為を繰り返す20代女性の治療モデルを取り上げます。

彼女は最初、観察室とよばれるナースステーション内の個室からスタートし、その後、PICUとよばれる6室からなる閉鎖ゾーンに移って、そこでも問題なく過ごせていました。

しかしその後、広いゾーンに移ると、若くて細身の女性患者や、社交的で人気者の女性患者に対して、イライラをぶつけたり、陰で悪口を言ったりする問題行動が目につくようになりました。

そして、そのうちみんなから孤立してしまい、最終的には個室に引きこもるようになってしまいました。

スタッフは彼女が問題を起こすたびに、本人の感情を言葉に出させて、自分の感情に気づけるよう援助を続けました。それと同時に、みんなが集まる場所では、なるべく若い女性の患者さんとは距離を置くように指導しました。すると、彼女は1カ月ほどで病棟に慣れ始め、最終的には広いゾーンでも過ごせるようになりました。

彼女は典型的なアダルト・チルドレンで、周囲の目や顔色を気にして行動するようなタイプでした。自分自身の孤独感と直接向き合えず、周りの人とそつなく付き合い、「周囲から見られる自分」が高く評価されることで、心の平穏を保っていたのです。

彼女が広い病棟に移った途端、問題行動を起こし始めたのは、自分より先に入院していた患者さんを中心にすでに人間関係が築かれており、新しく入ってきた彼女はその状況に疎外感を感じて、強い不安や孤独感にとらわれてしまったのです。そこで彼女は自分の居場所を作るために、既存の人間関係を壊そうとして、中心的存在の女性を貶める行動をとってしまったのです。

否定したい感情を抑えようとして、自傷行為を繰り返す

彼女が抱いた嫉妬心や怒りの根底には、不安や孤独感があると彼女自身が気づくことができれば、治療は一歩前進したといえます。というのも、彼女の症状である自傷行為の背後には、自分でそれと自覚できていない心の動きがあるはずだからです。

自傷行為の原因はいくつか考えられ、一つに特定することはできませんが、自分にとって不快な感情、否定したい感情を抑えようとして、自傷行為を繰り返すことは珍しいことではありません。

入院して自分を傷つけられない環境に置かれると、今度はそれが食べ吐き行為（食べてもすぐ吐いてしまう）や、頭痛など身体症状に置き換わることもあります。本人が自分の不安や孤独感と向き合い、気持ちを素直に口に出せるようになれば、自分で認めることができなかった本当の感情を一つ一つ受け入れていけるでしょう。

病棟内コミュニケーションの重要性

病棟内をいくつかのゾーンに分けたからといって、すぐにそれを治療に利用できるとは限りませ

ん。患者さんを別のゾーンに移動させるだけでも、院長、病棟医長、看護師長、主治医の判断がかかわってきます。

A病院では、毎朝9時から10時過ぎまで、すべての医師と各部門長の参加する全体ミーティングが開かれます。そこで全病棟やデイケア、訪問看護、住居施設の情報が共有され、入退院患者の調整（ベッド・コントロール）が行われています。

各医師は、出勤後まず電子カルテを開いて、前日からの報告に目を通し、各病棟の受け持ち患者を回診してから、朝の全体ミーティングに臨みます。

院長ら管理職の立場にある医師は、住居施設の全利用者と、病院の全入院患者を回診し、病棟医長は自分の受け持ち病棟の全患者の回診も行うので、入院患者は日曜日以外、毎朝4〜5人の医師から、「○○さん、おはよう」と声をかけられることになります。

電子カルテによる情報の共有も大切ですが、病棟の雰囲気や集団生活の様子、それに各患者さんの病状を把握しようとすると、カルテに書かれていた報告をもとに、回診をして、実際に自分の目で確認するしかありません。

病棟の共有スペースには、たいていスタッフがいて、ノートパソコンで看護記録を打ち込んでいたり、患者さんの訴えに耳を傾けていたりしています。スタッフが病棟のなかにいることで、患者さん同士の関係性もわかってきますし、何かあればすぐに対応できます。また、医師は診察をナースステーションで行うことで、診察でどんなことが話題になっているのか、治療の課題は何なのか、病棟スタッフも直接共有できます。

病棟内機能分化というハード面での工夫を、治療に最大限活かしていくためには、患者さんやその集団に関する情報の共有、患者さんと治療スタッフの関係性、そして治療スタッフ間の顔を合わせたコミュニケーションが非常に重要です。

PART 9

都市型精神科一般病棟へのミーティング導入

電子カルテもなければ、マンパワーも不足がちな一般の病棟で、集団の力を治療に利用するためにはどうすればよいのでしょうか。ここでは、そうした一般の病院で、新入院患者ミーティングを始めた経緯や、それに対する患者さんの感想、および病棟スタッフに見られた変化について述べています。

ゼロから治療共同体を作る

現在、私は都市近郊で駅からも近いB総合病院の精神科病棟に勤務しています。福岡のA病院を退職し、現在の職場に就職したのですが、その当初感じられたのは次のようなことでした。

1．入院患者さん同士の関係性を治療に利用できていない。
2．医師が自分の担当以外の患者さんとほとんど接点がない。
3．同じ職種内でまとまり、他の職種の専門性を利用できていない。

これらはB病院に限ったことではなく、多くの精神科病院で普通に見られることです。集団の力を個々の患者さんの治療に活かそうとする発想はないのです。

そこで、まずはこうした問題を解決するために、私は次のような計画を立てました。

1．週1回、病棟全患者の回診を行う。
2．週1回、病棟多職種カンファレンスの司会をする。
3．作業療法士や精神保健福祉士から各々1名を病棟専任として、毎日の申し送りや病棟カンファレンスに参加してもらう。

この計画を進めながら、治療共同体の核となるようなミーティングを開始する機会をうかがっていました。また、その間に、ミーティング用のスペースを確保するため、デイルーム（食堂兼談話室）を可動式パーティションで仕切り、集団療法室として利用できるようにしました。

A病院では、月曜から金曜まで、毎日参加者を変えながら患者―スタッフ・ミーティングを行っていたので、すべての患者さんが最低でも週1回はミーティングに参加していました。しかし、それは救急病棟や急性期病棟といった看護スタッフの多い病棟であったから可能だったのです。

現在の職場は、出来高払いの一般病棟で、マンパワーが足りず、ミーティングは週1回が限度です。したがって、その1回を、もっともミーティングが必要な初回入院の患者さんを対象とした、「新入院患者ミーティング（以下、新患ミーティング）」にあてることにしました。

新患ミーティングの3つの意図

入院経験のある患者さんは、病棟のルールや生活をある程度知っているので、病棟に馴染むのも早いのですが、初めて入院する患者さんは、慣れるまで時間がかかります。それに、入院時には治療の見通しもはっきりしていないことが多く、不安を感じる人も少なくありません。したがって、初回入院の患者さんに対して、入院治療が軌道に乗るようサポートすることが大切なのです。

新患ミーティングの参加者を5～10名と想定しました。このくらいの人数だと話もしやすく、お互いの顔も覚えやすいからです。

そして、毎回それだけの参加者を確保できるよう入退院患者数の平均から逆算して、参加回数を一人8回（8週）としました。患者さん以外には病棟医長（司会）、病棟看護師、病棟精神保健福祉士、病棟作業療法士、病棟事務員（書記）が参加します。

B病院の精神科一般病棟は60床あり、そのほとんどが4人部屋の男女混合閉鎖病棟となっています。病棟内はデイルームを境に大まかには男性部屋ゾーンと女性部屋ゾーンとに別れていますが、それ以外に病棟内に機能分化できるスペースはありません。

したがって、患者さんは、男女それぞれ20人前後の大集団と、2～4名の同室者で構成される小集団のなかで、対人関係を築いていきます。

病棟でしばしば問題となってきたことがありました。入退院を繰り返す求心力の強い患者さんが10名前後のグループを作って、治療上問題となるような行為（モノのやり取りやメールアドレスの交換など）を起こすのです。こうした小集団をサブグループといって、治療的に有効な場合もあるのですが、その一方で、治療のストレスのはけ口や、個人的な満足を満たすために形成されることもあります。

こうしたグループは、病棟のデイルームや外来の待合室などで固まって座り、特定の患者さんの悪口や、入院生活の愚痴を大声で話すこともあって、病棟の雰囲気も悪くなります。特に初回入院の患者さんは、そうした影響を受けやすく、そこに取り込まれるか、逆にスケープゴートとしてのけ者にされてしまうことがよくありました。

病棟内に機能分化できるゾーンがあれば、問題を起こした患者さん、あるいは巻き込まれた患者

病棟内機能分化

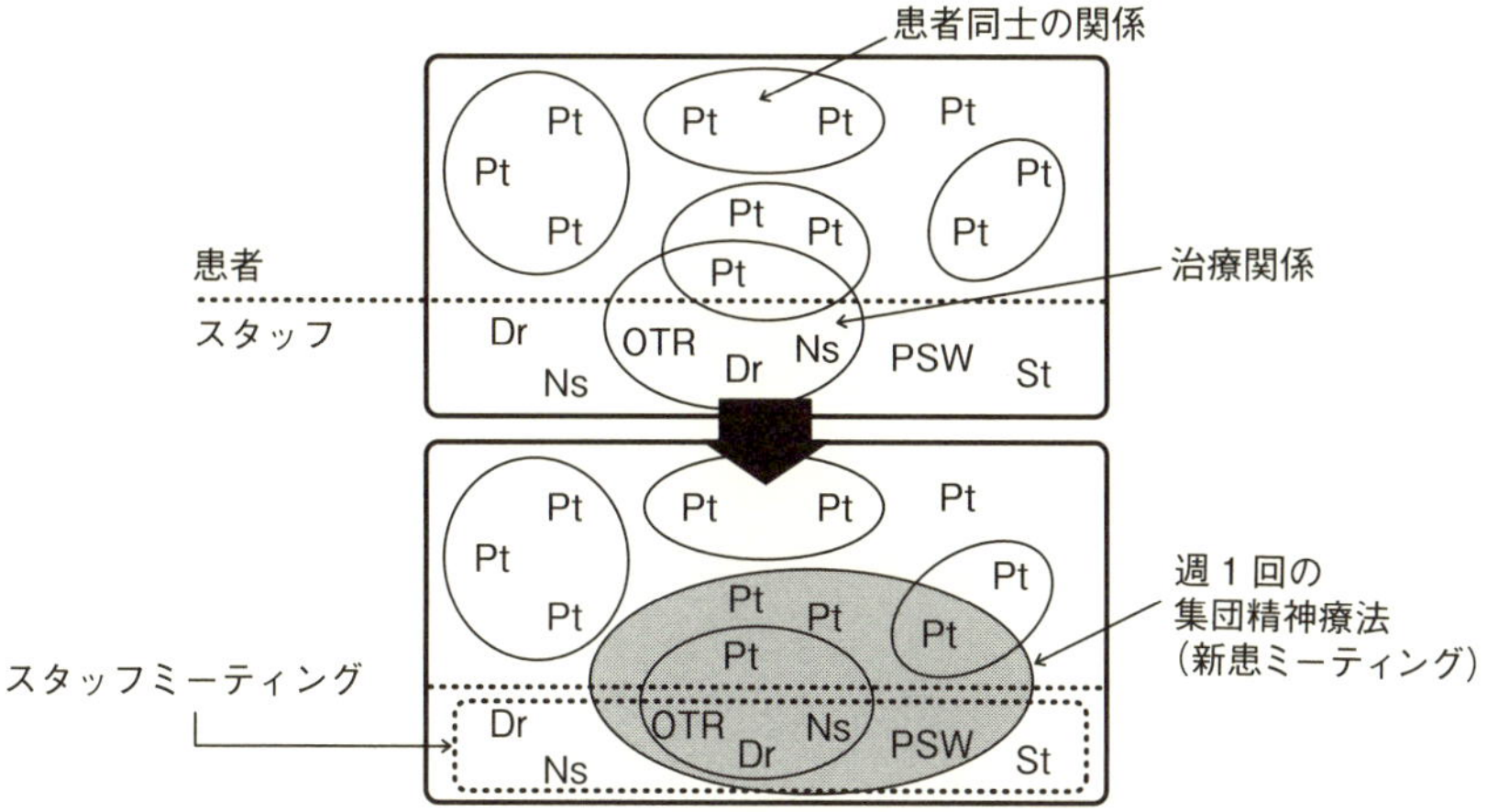

大きな病棟しかなくても、集団精神療法で治療環境を構造化できる。

Pt＝患者さん　Dr＝医師　Ns＝看護師　PSW＝精神保健福祉士　OTR＝作業療法士

さんを、別のより小さなゾーンに移すことで、問題の振り返りに時間をかけ、再度もとのゾーンに戻す、といった対応が可能です。しかし、現職場にはそのようなスペースがないので、その代わりとして、新患ミーティングのような「治療的なサブグループ」を考えました。

それによって、病棟に慣れていない新しい患者さんを、不満を持ったサブグループから遠ざけ、治療の軌道に早く乗せたいという意図がありました。つまり、新患ミーティングに、病棟内機能分化における10名前後のゾーンと同じような機能を期待したのです。

病棟の機能分化のようなハード面での工夫だけでなく、ルールや約束事の明文化、スケジュールの明確化といった、ソフト面において治療の枠を設定することを、「治療環境の構造化」といいます。構造化が進むほど、制約が多くなり、患者さんは不自由になりますが、他方われわれ医師や病棟スタッフにとっては、そこ

新入院患者ミーティングの同意書

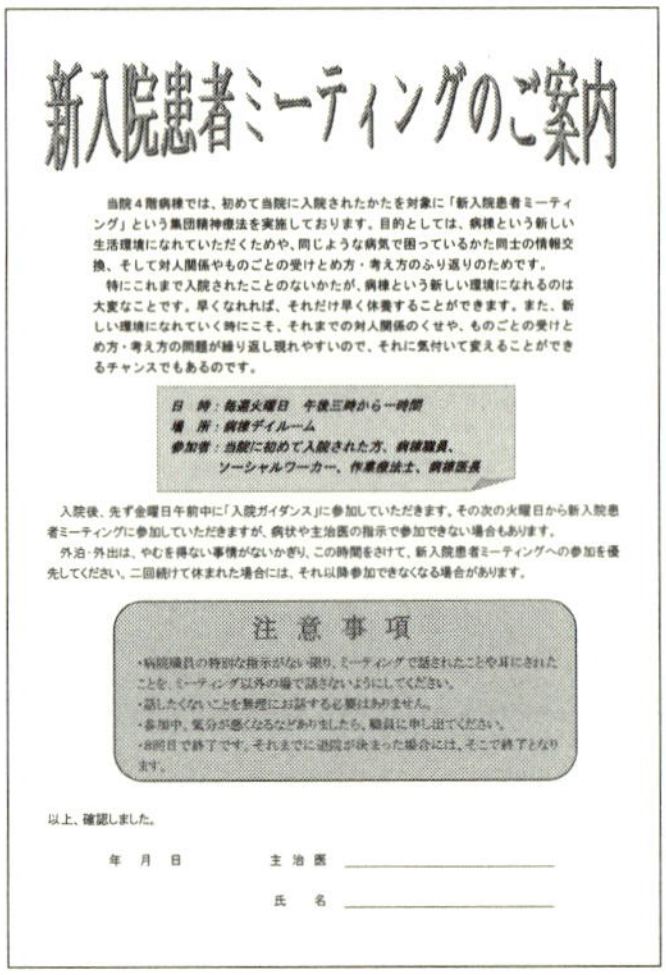

新入院患者ミーティングのご案内

当院4階病棟では、初めて当院に入院されたかたを対象に「新入院患者ミーティング」という集団精神療法を実施しております。目的としては、病棟という新しい生活環境になれていただくためや、同じような病気で困っているかた同士の情報交換、そして対人関係やものごとの受けとめ方・考え方のふり返りのためです。

特にこれまで入院されたことのないかたが、病棟という新しい環境になれるのは大変なことです。早くなれれば、それだけ早く休養することができます。また、新しい環境になれていく時にこそ、それまでの対人関係のくせや、ものごとの受けとめ方・考え方の問題が繰り返し現れやすいので、それに気付いて変えることができるチャンスでもあるのです。

日　時：毎週火曜日　午後三時から一時間
場　所：病棟デイルーム
参加者：当院に初めて入院された方、病棟職員、
　　　　ソーシャルワーカー、作業療法士、病棟医長

入院後、先ず金曜日午前中に「入院ガイダンス」に参加していただきます。その次の火曜日から新入院患者ミーティングに参加していただきますが、病状や主治医の指示で参加できない場合もあります。

外泊・外出は、やむを得ない事情がないかぎり、この時間をさけて、新入院患者ミーティングへの参加を優先してください。二回続けて休まれた場合には、それ以降参加できなくなる場合があります。

注意事項

- 病院職員の特別な指示がない限り、ミーティングで話されたことや耳にされたことを、ミーティング以外の場で話さないようにしてください。
- 話したくないことを無理にお話する必要はありません。
- 参加中、気分が悪くなるなどありましたら、職員に申し出てください。
- 8回目で終了です。それまでに退院が決まった場合には、そこで終了となります。

以上、確認しました。

年　月　日　　　主治医 ＿＿＿＿＿＿＿＿

　　　　　　　　氏　名 ＿＿＿＿＿＿＿＿

で起こっていることが見えやすくなってきます。

新患ミーティングの目的としては、治療環境の構造化に加え、PART8で説明したような多職種チーム医療の推進、および見学者への教育的効果が挙げられます。特に数週間実習する看護学生や研修医、作業療法士や精神保健福祉士の実習生にとって、新患ミーティングの見学は、患者さんの病気や症状の変化、治療の進捗状況や対人関係の改善度に加え、それに関する患者さんの生の声を聞くこともできるので、貴重な体験となります。

また、集団としての結集力を損なわないため、途中で止めてしまう患者さんや、欠席する患者さんを極力少なくする必要があります。そのために新患ミーティングの意義を主治医が患者さんにきちんと説明し、同意書を取るという手続きを踏んでいます。具体的には、病棟という新しい生活環境に慣れるため、同じような病気で困っている人同士の情報交換のため、対人

関係やものごとの受けとめ方・考え方の振り返りのため、といった説明です。

なお、対象患者の入院期間は1カ月以上とし、途中2回以上続けて欠席する場合には、参加意思の確認のうえ、参加中止とする場合もあることも事前に説明しておきます。

ほかにも、話したくないことは無理に話さなくてもよい、調子が悪ければ見学や途中退室もできる、その場で耳にしたことを他の人に話さないようにする、といったことを注意事項としています。

新患ミーティングの様子

ここでは、私の職場で実際に行われている新患ミーティングの様子を具体的に説明します。なお、入院してから一定期間参加するという意味では「新患ミーティング」といえますが、その中身はPART8で説明したA病院のPSミーティングに似ています。

まず、(病棟の)各スタッフが隣り合わないように、全参加者が車座に座り、司会者が注意事項の確認を行います。次に司会者から反時計回りに自己紹介をしていきます。新しいメンバーには入院の目的も一言加えてもらいます。

自己紹介が一通り終わると、今度は時計回りに次の4項目について報告してもらいます。

1. 行動範囲
2. 服薬管理(スタッフ管理か自己管理か)

3．作業療法の内容

4．一週間の様子

一人の報告が終わるたびに、他の参加者からコメントをもらいます。また、初回参加のメンバーには、入院後に困っていること、わからないことなども話してもらい、そのことで他のメンバーからの意見も募ります。

これが一巡すれば終了となります。もし、参加8回目のメンバーがいれば、最後に卒業の挨拶をしてもらいます。

患者さんたちが解散した後、別室でスタッフだけで振り返りのミーティングを行い、新患ミーティングの内容を評価します。そこでは、患者さんの病状や治療課題、患者さん同士の関係などのほかに、スタッフによる患者さんの問題の取り上げ方も話題にします。

参加する患者さんは、入院したばかりの新人から退院間近の患者さんまで、入院期間の幅を持たせることが大切です。先輩の患者さんが新人の患者さんに接することは、入院当初の自分を思い出し、入院生活を振り返るきっかけにもなります。また、先輩患者さんの外出や外泊の感想、病状の改善を目のあたりにするのは、新人患者さんにとって治療意欲をかき立てることとなるでしょう。

スタッフにとっても、患者さんが普段とは異なる様子をミーティング内で見せることもあり、新たな発見があります。また、他の職種のスタッフの視点やコメントから学ぶことも多いと思われます。最後の8回目を迎えた患者さんのなかには、「入院して良かった」と感謝の言葉を口にされたり、病気の回復を嬉しそうに語られたりするので、スタッフの励みにもなるはずです。

患者さんの感想

ここでは、新患ミーティングを開始してからの約1年半（80回分）の、参加者の性別、年齢、病名などのデータや、アンケートの集計結果を紹介します。（新患ミーティングの実施概要）

参加者数は１１０名で、女性が４分の３近くを占めています。

平均参加回数は５・８回。途中でリタイアした人の多くは、１回目は参加したものの、２回目からは参加しないというケースでした。そこには集団を苦痛に感じたり、人前で極度に緊張したりする人が多く見られました。

参加者の年齢は18～85歳までと幅広く、疾患については、うつ病や双極性障害などの気分障害が半数を占めました。

新患ミーティングの実施概要

2010 年 9 月 7 日〜2012 年 4 月 17 日まで 80 回

参加者数 110 名（男性 29 名、女性 81 名）

※80 回目時点での未終了者は含まず

■平均参加回数（5.8 回　平均参加人数 8.0 名）

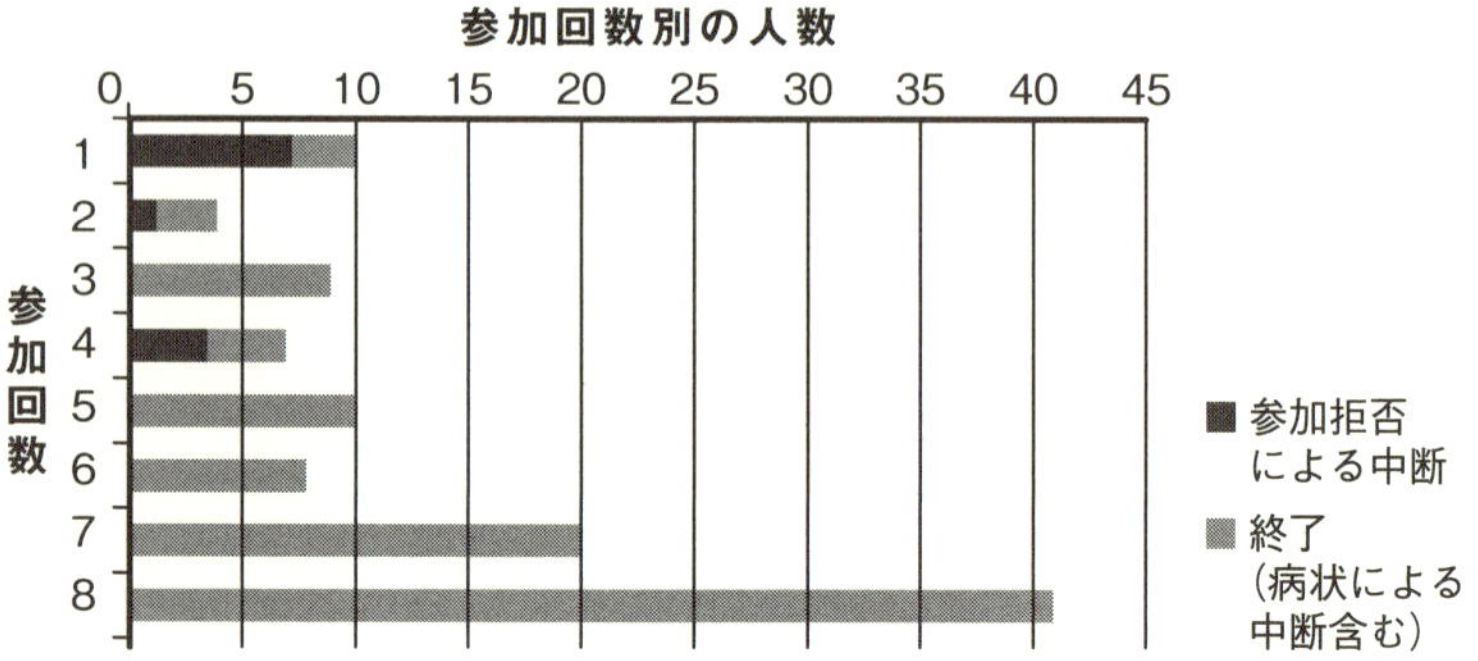

■参加者の年齢別割合（18〜85 歳　平均 50.4 歳）

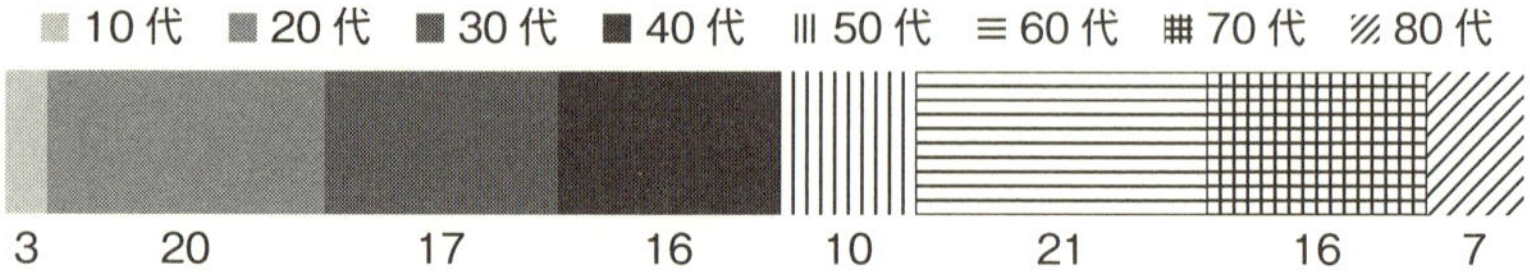

■参加者の疾患別割合

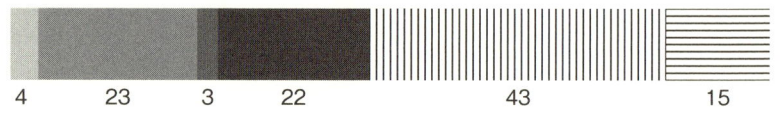

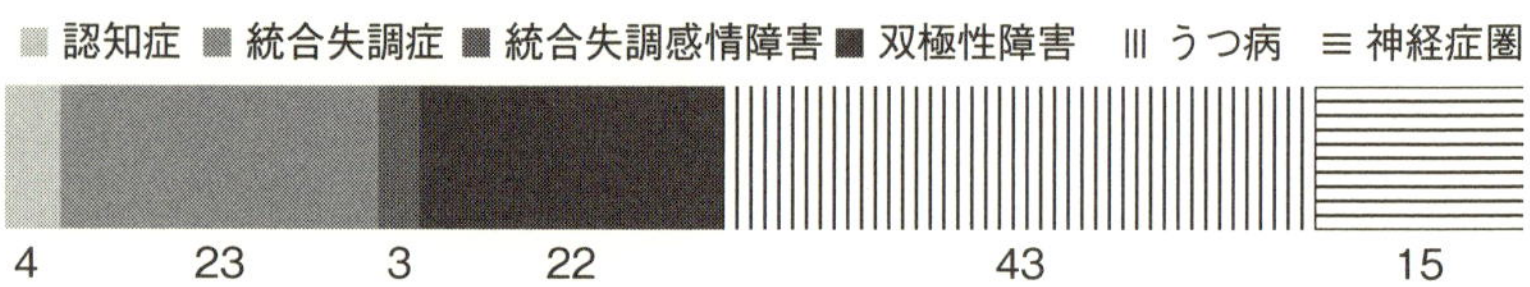

5回以上参加した患者80名のうち、アンケートを回収できた54名分の集計結果を紹介します。

（患者アンケート①②）

患者アンケート結果①「参加して良かったことを教えてください」

（a）早く病棟に慣れることができた
（b）他の人に話しかけやすくなった
（c）治療に希望を持てるようになった
（d）患者同士の理解や交流が増えた
（e）他の人の治療に役立てたかもしれない
（f）病気のことなど、理解が深まった

上記の6項目について「はい」（5点）から「いいえ」（1点）までの5段階で答えてもらい、集計しました。

点数がもっとも高かったのは、（c）「治療に希望が持てるようになった」で、2番目が、（f）「病気のことなど、理解が深まった」でした。

患者アンケート結果①

5回以上参加した患者（80名）のアンケート
回収率 54/69≒78%（11名は実施できず）

Q. 参加して良かったことを教えてください

(a) 早く病棟に慣れることができた
(b) 他の人に話しかけやすくなった
(c) 治療に希望を持てるようになった
(d) 患者同士の理解や交流が増えた
(e) 他の人の治療に役立てたかもしれない
(f) 病気のことなど、理解が深まった

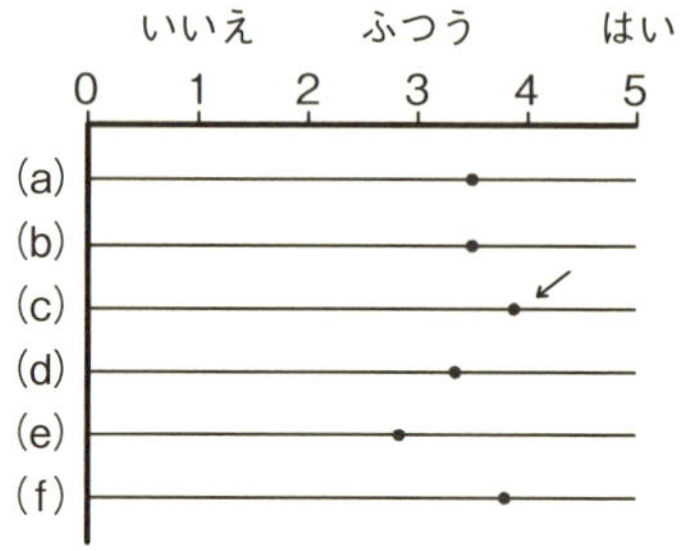

主な感想

「入院初期にほかの患者の行動範囲や治療への取り組みを知って、自分の治療の目安とすることができた」
「ほかの患者の治療への取り組みに励まされた」

「治療の経過を知ることができた」
「他の患者さんと話すきっかけが作れた」
「自分だけじゃないということが分かった」
「自分と比べていろいろ考えられた」
「患者の皆さんが自分の病気を受け止めて、治そうと努力していることを知った」

主な感想としては、

「入院初期にほかの患者の行動範囲や治療への取り組みを知って、自分の治療の目安とすることができた」

「ほかの患者の治療への取り組みに励まされた」

といった声が多く聞かれました。

「はじめは三つの決め事をなぜ毎回言うのか理解できなかったが、それを繰り返すことで、自分を見つめ、変化の過程をたどっているのだということがわかった。また、ほかの人の良い方向への変化も気づかされ、ミーティングの意味あいが理解できた」（70代女性）といった意見もあり、参加しているうちにミーティングの意味がわかるようになったという人も少なくはありません。

患者アンケート結果②「参加して悪かったことを教えてください」

（a）あまり話せなかった
（b）他の人の話を聞く余裕がなかった
（c）他の患者との関係が悪くなった
（d）話がむずかしくてよく分からなかった
（e）興味がなかった。つまらなかった
（f）スケジュール調整がむずかしかった

上記の6項目について「はい」（5点）から「いいえ」（1点）までの5段階で答えてもらい、集計しました。

点数がもっとも高かったのは、（a）「あまり話せなかった」でした。

主な感想としては、

「話しづらい」

「気まずい」

という声が多かったようです。

患者アンケート結果②

5回以上参加した患者（80名）のアンケート
回収率 54/69≒78%（11名は実施できず）

Q. 参加して悪かったことを教えてください

(a) あまり話せなかった
(b) 他の人の話を聞く余裕がなかった
(c) 他の患者との関係が悪くなった
(d) 話がむずかしくてよく分からなかった
(e) 興味がなかった。つまらなかった
(f) スケジュール調整がむずかしかった

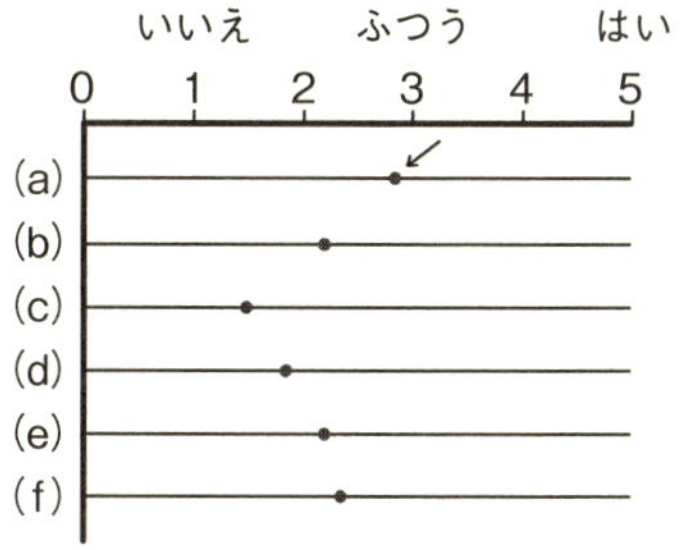

主な感想

「話しづらい」
「気まずい」

「なかなか本音がいえない」
「スタッフの人たちの考えを聞ける機会がもっと多ければ」
「話の長い人が多くてイライラする」
「スタッフの発言が少なくて気まずい」
「普段の様子や態度とずいぶん違っている患者もいた」
「苦痛に感じている人が多い」
「やる意図を説明してほしい」

この二つのアンケート結果を見ると、「良かったこと」は、1項目以外は3点（ふつう）を越えており、「悪かったこと」は全項目で3点（ふつう）を下回ったため、新患ミーティングに参加して、概ね良かったと感じてもらえたことがわかります。
ただし、それぞれのアンケート用紙を見ると、項目ごとのばらつきは非常に大きく、年齢や性別、病気や性格の違いによって、参加して良かったこと、悪かったことの内容にも大きな差がありました。

新患ミーティングでのやりとり

患者AさんとBさんは、ともに30代の男性で、患者Aさんが初めて新患ミーティングに参加した時の様子です。

Aさん「人にどう話しかけたらいいか分からないのですが」
Bさん「あせって話しかけなくても、自然と話せるようになるから、それまで待ってみてはどうですか」

BさんもAさんと同じ経験があったのか、Aさんに対する的を得た助言です。
Bさんが退院のために最後に参加した回では、普段はあまり発言しないAさんが「言われた通りにしたら楽になった、ありがとう」と感謝の言葉を口にされていました。

Aさんは終了後のアンケートでこう書いています。

「最後、退院をひかえた人たちが目標を持って自分の意志をはっきり伝えているのが印象的でした。ほかの人に触発されてみんなが努力しているのも良かったと思います。」

患者CさんとDさんは、ともに30代の女性です。Cさんが3週間先輩で、部屋が隣り同士ということもあって日頃から仲良くしていました。

Dさん「Cさんがいなかったら、食後歩かなかったと思うし……。ま、私の方が先に退院すると思いますけど。」

Cさん「最後まで見守っていきます」（笑）

それから2週後、Cさんは Dさんの番の時に、「退院が決まって、見る見るうちに良くなった。見送ってといわれていて、できて良かった」とコメントされていました。各人の治療目標に向かって頑張っている姿が、お互いの励みにもなっている印象的な会話でした。

ほかにも、ミーティングでのやり取りのなかで、「ぜんぜん話したことのない方に、『表情が変わってきた』といわれた時に、自分を少しでも気にかけてみてくれているというのがうれしかった」（50代男性）という感想もありました。

先のアンケート結果や、このような現場の雰囲気からわかるのは、新患ミーティングの効果が、ただ単に患者さん同士の交流を促進させ、病棟に慣れさせるだけではないということです。

行動範囲や服薬管理といった治療経過の進捗を報告する、他の患者さんにコメントをする、ミーティングへの参加は8回で終了する、といった集団場面の構造化によって、患者さんの間に先輩後輩の関係が構築され、お互いが治療のために頑張っていることを認めて、病棟生活や治療継続に必要なスキルやモチベーションを共有していることがわかります。

さらに、新患ミーティングは病棟スタッフにも影響を与えているのですが、それは次項で紹介します。

スタッフの意識が変わった

スタッフの意識調査のためのアンケートを、新患ミーティングを導入する前後で実施しました。

(職員アンケートの概要)

1回目は、新患ミーティングの準備のために行った集団精神療法に関する講義の参加者全員に実施しました。

2回目は、その約1年半後、73回目のミーティング前後に、病棟職員を対象に実施しました。

1回目のアンケート結果に関しては、集団精神療法の経験の有無、および当該病棟の職員かどうかでAからCの3群に分け、2回目のアンケート結果はD群としました。

2回目のアンケートの対象である病棟職員のほとんどは、病棟で新患ミーティングを経験していると考えられます。また、そのうちの半数以上が1回目のアンケートにも参加していました。

A群：実施前、集団精神療法の経験のある病棟職員（10名）
B群：実施前、集団精神療法の経験のない病棟職員（18名）
C群：実施前、集団精神療法の経験のない病棟外職員（18名）
D群：実施後の病棟職員（17名）

患者さんに期待する項目については、各群で回答傾向に大差ありませんでした。しかし、職員に期待することや、患者さんへの不安に関して、集団精神療法の経験があるA・D群と経験のないB・C群で、回答傾向に大きな違いが見られました。その一部を紹介します。（職員アンケートの結果）

（1）あなたが集団精神療法に対して期待することは何ですか？　という質問項目においては、（a）「職員が患者の健康な部分（他人に対する気配りや、常識的な言動など）に気づけるようになること」について、B・C群（集団精神療法の経験なし）の回答率が低く、この点にはあまり期待していないようでした。

また、（2）あなたが集団精神療法に対して心配していることは何ですか？　という質問項目に

職員アンケートの概要

職員アンケートの実施内容

同一のアンケートを新患ミーティング導入の前後で実施し、
職員の意識調査を行った。

1回目（2010年8月）集団精神療法に関する講義後

A群：実施前、集団精神療法の経験のある病棟職員（10名）
B群：実施前、集団精神療法の経験のない病棟職員（18名）
C群：実施前、集団精神療法の経験のない病棟外職員（18名）

2回目（2012年2月）73回目の新患ミーティング実施前後

D群：直接的・間接的に集団精神療法を経験した病棟職員（17名）

職員アンケートの内容

(1) あなたが集団精神療法に対して期待することは何ですか？（いくつでも）
(a) 職員が患者の健康な部分に気づけるようになること
(b) 職員が患者の病気について理解を深められること
(c) 職員が病棟のなかの対人関係に対して理解を深められること
(d) 職員同士の情報共有や疾病理解の深化
(e) 職員が自分自身の対人関係や専門職としての役割に対して自覚できるようになること
(f) その他（　　　　　　　　　　　　　　　　　　）

(2) あなたが集団精神療法に対して心配していることは何ですか？（いくつでも）
(a) 患者同士の関係が強まり、職員や病院の批判を始めるのではないか
(b) 患者同士の関係が強まり、職員に隠れて問題を起こすのではないか
(c) 患者同士の関係が強まり、患者に話しかけづらくなるのではないか
(d) 患者同士でもめ事が起きやすくなるのではないか
(e) 自分が普段、受け持ちの患者をどう思っているのかが伝わりそうで怖い
(f) その他（　　　　　　　　　　　　　　　　　　）

おいては、

（b）「患者同士の関係が強まり、職員に隠れて問題を起こすのではないか」にB群の回答が集中しており、高い懸念を示しています。

（d）「患者同士でもめ事が起きやすくなるのではないか」に関しても、B・C群（集団精神療法の経験のない）の回答率が高く、非常に懸念していることが見て取れました。

以上の結果からわかることは、集団精神療法の経験がないスタッフは、病棟外の職員ほどではないものの、経験のあるスタッフに比べ、患者さんの健康的な側面を過小評価しがちであるということです。また、集団精神療法の経験がない病棟スタッフにとって、集団精神療法が患者さんに悪い影響を与えるのではないかという懸念は、病棟外の職員以上に強いということです。

逆の見方をすれば、集団精神療法の経験のあるスタッフの方が、経験のないスタッフに比べ、患者さんの健康的な側面にも目を向けることができ、患者さんが他の患者さんの治療にも役立てることを知っていて、集団精神療法に対する不安も少ないといえるでしょう。

また、これらの項目におけるD群の回答率の低さを見ると、経験のないスタッフは集団精神療法の悪影響を懸念するものの、新患ミーティングを体験した結果、その悪影響は心配するほどのレベルではないと理解してもらえたようでした。

職員アンケートの結果

A 群：実施前、集団精神療法の経験のある病棟職員（10 名）
B 群：実施前、集団精神療法の経験のない病棟職員（18 名）
C 群：実施前、集団精神療法の経験のない病棟外職員（18 名）
D 群：直接的・間接的に集団精神療法を経験した病棟職員（17 名）

期待していること

(1)-(a)職員が患者の健康な部分に気づけるようになること

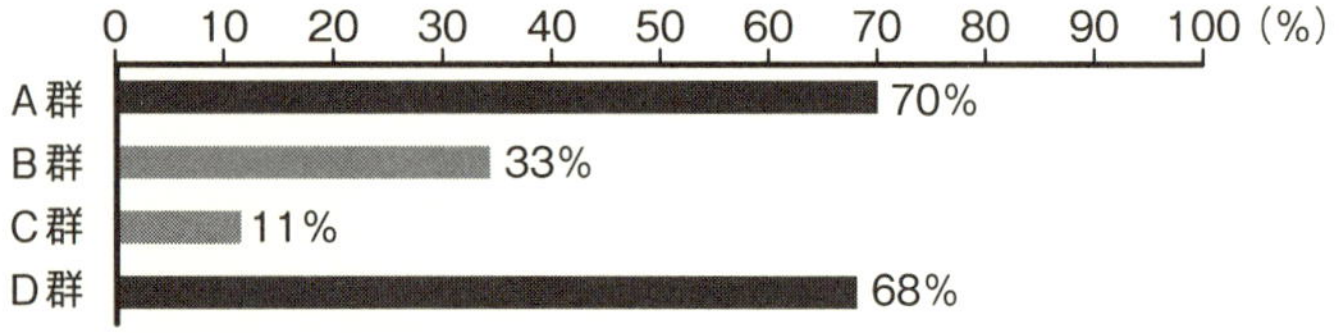

心配していること

**(2)-(b)患者同士の関係が強まり、
職員に隠れて問題を起こすのではないか**

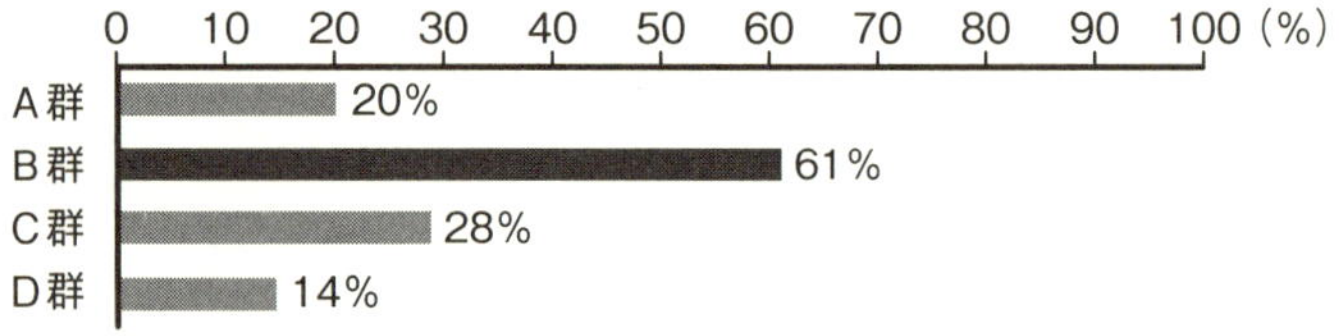

(2)-(b)患者同士でもめ事が起きやすくなるのではないか

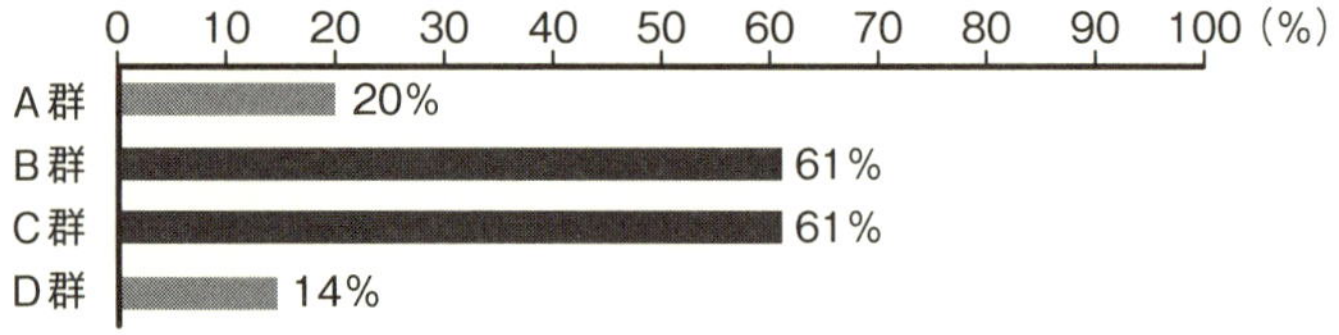

お金の問題を解決する

現職場は出来高払いの一般病棟で、入院基本料の保険点数は低く抑えられています。看護師も不足しがちで、絶えず募集をかけている状態です。

治療共同体での治療のように、いったん治療文化ができあがると、患者さん同士の関係を治療に利用できたり、多職種による治療の効率化が進んだりして、スタッフの負担は軽減される一方、治療のスピードは速まります。また、スタッフから見ても、患者さんは治療対象という患者の役割だけでなく、みずから治そうと努力したり、他の患者さんの治療にも役立とうとしたりする援助者の役割も担うようになるので、スタッフのやりがいも大きくなります。

現職場をそうした治療共同体に近づけるため、新患ミーティングだけでなく、ＰＳミーティングや疾患別ミーティングなども実施したいのですが、いかんせんマンパワー不足の現状では困難です。したがって、看護師の負担を減らして、かつ診療報酬も上げられるような仕組みを考える必要があります。

新患ミーティングは入院集団精神療法として、保険点数１００点（1点＝10円）を請求できますが、他の精神科専門療法と同日算定できません。つまり精神科作業療法や医師による入院精神療法が同じ日にあると、点数の低い入院集団精神療法の方は算定されないことになります。

そこで、マンパワー不足と診療報酬の問題を回避すべく、現在は作業療法のプログラムとして、入院患者全員が参加できるような集団プログラムを実施しています。

入院作業療法は2時間で、保険点数220点を請求でき、他の治療と同日算定も可能です。なお現在は、一つの集団プログラムを2時間行うわけではなく、別のプログラムと組み合わせて実施しています。

一つはコミュニティ・ミーティングといわれる、病棟の患者さん全体の集まりで、30分という短い時間ですが、病院からのお知らせを伝えたり、患者さんからの意見や提案を聞いたりする場となっています。患者さんが作業療法で作った作品の紹介や、栄養士、薬剤師、臨床心理士からの話も、週替わりで入れています。

また、5~10人の小集団に分かれて、患者さん同士が顔の見えるような関係を作れるよう、グループ・ワークの導入も試みました。これはあるテーマについて、あるいはゲームやクイズでもいいのですが、いくつかの小集団に分かれてグループディスカッションを行い、そこでまとまった意見をグループごとに発表してもらうというものです。ただし、参加希望者が少なかったり、スタッフの準備が大変だったりするので、季節のイベントとして実施しています。

このように、小集団、中集団、大集団と、さまざまなサイズの集団を状況に応じて使い分けることで、病棟内機能分化と同じような、治療の枠の設定を試みています。

治療共同体の可能性

ここでは、私が現職場で導入した新患ミーティングについて説明しました。導入後、病棟では同性の患者さん同士の交流が増え、さらには異性間での交流も少しずつ増えた一方、問題を起こすサブグループはほとんど見かけなくなりました。

ここまでに紹介してきたように、患者さんを2~3カ月間入院させ、薬物の調整に加え、治療共同体や病棟内機能分化、あるいは各種ミーティングを使いながら、患者さんの対人関係の練習を行うというのは、国の医療政策とは逆行しているように見えるかもしれません。

国は医療費削減のため、入院期間を短縮し、病院のベッド数を減らす方針を打ち出しています。将来的には、イタリアのように精神科病院をなくすか、欧米のように1週間から10日で退院させて、その後は訪問看護や通所施設を利用するような治療環境を目指すことになるのでしょう。

しかし、核家族化が進み、地域のコミュニティが崩壊しつつある現代社会では、対人関係に問題を抱える若い世代が今後も増えていくと考えられます。このような薬による治療が難しい、神経症レベルの病理を治療していくには、人と人とのつながりや専門職のサポートが必要なのです。

将来的には、各地に通所施設や自助グループがもっと増えて、そこで治療共同体が育まれることを期待しますが、ここしばらくは、現状の精神科病床を活用して治療共同体を築き、そこから地域に治療文化を広げていくことが現実的と思われます。それと同時に、治療スタッフの養成や、患者さんのための社会復帰支援施設の拡充を図ることも大切でしょう。

治療文化が地域に根づくということは、精神疾患への理解や受容の深まりを意味するだけではありません。

社会の問題はしばしば社会的弱者の不幸としてあらわれます。

地縁・血縁が希薄化した現代の日本社会では、密室化した環境で子どもやお年寄り、女性に危害が加えられます。増加する家庭内暴力、虐待、いじめ、性暴力はその象徴でしょう。被害者はそのことをカミングアウトできず、そのような事実はなかったかのように、日常を送り続けることになります。その結果、心に刻まれたトラウマは解消されないまま、神経症を引き起こすようになるのです。

つらい時につらいと言える、誰かに助けを求めることができる、気軽に精神科の門を叩くことができる、このような雰囲気が地域に広がれば、精神疾患の予防にもつながるのではないでしょうか。

PART 10

精神科医療に対する素朴な疑問

私が患者さんやその家族の方からよく質問されることについて、私見も交えながら回答していきます。

Q1

薬ではなく、カウンセリングで治してほしいのですが？

精神科の薬に対する不安や抵抗感は少なからずあると思います。しかし、うつ病や統合失調症などで、精神症状が落ち着いていない段階では、本人が話をすればするほど、考えがまとまらなくなくなるようなこともあります。まずは薬物療法によって病的な思考や感情を治療することが大切です。

本書でも紹介しましたが、拒食症で体重が標準値を大きく下回っている場合、脳が栄養失調の状態になっていて、偏った考えにとらわれたり、情緒不安定になったりしやすいため、まずは栄養状態を改善させ、体重を標準に近づけるような体の治療が優先されます。

また、病気がトラウマに起因する場合、本人がその心の傷を乗り越えるための時間が必要です。長年にわたって蓋をしていた自分の感情と向き合っていく過程では、頭痛や不眠、フラッシュバックや抑うつ症状など、むしろ症状が悪化したり、変化したりして、治療意欲もなえてしまうことがあります。このような場合、まずは薬でこうした症状を緩和することも大切です。

皆さんが心配されるように、たしかに精神科の薬は、種類によっては薬への依存や大量服薬のリスクがあります。このようなリスクを避けるためにも、細やかな薬の調整ができる入院治療は有力な選択肢の一つです。

もちろん、カウンセリングでの治療を否定するわけではありません。

患者さんの症状が軽いものであるならば、カウンセリングだけで治ることもあります。

また、薬を一切使わず、カウンセリングだけで治療を進めることで、症状の変化をはっきりと把握できるというメリットもあります。心の動きと症状がどのように関連しているかを知ることは、精神療法の過程においては大切です。

Q2 医師が本人の話をきちんと聞いてくれないのですが？

「とにかく本人の話をしっかり聞いてほしい」

こういう主張をされる家族の方は、本人の話を聞きさえすれば病気が治る、という気持ちが強いのかもしれません。

もちろん、患者さんの訴えに耳を傾けることは大切です。しかし、体の治療よりも、本人の訴えや希望を優先してほしいと家族の方が考えているならば、少し慎重な対応を考えます。

家族が本人を思う気持ちはわかります。しかし、本人の訴えや希望をかなえるだけで病気が良くなるのであれば、病院は必要ないでしょう。

なぜ、家族が本人の意見や主張を聞くことにこだわるのか。

こういう場合、家族がこだわっていること、憂慮していることがほかにあるのかもしれないので、医師は家族の言葉にも耳を傾けることになります。治療方針に関して、家族側と治療する側が合意できなければ治療を進めることはできません。

また、こうしたケースの場合、他の病院でも医師と意見が対立して治療がうまくいかず、病院を転々としてきた可能性もあります。

家族が本人をいくつもの病院に連れていったにもかかわらず、結局治療がうまくいかなかったのであれば、「自分たちでやるだけやったけどダメだった」と、あきらめて、医師の意見を受け入れることも大切かもしれません。

Q3 漢方薬はないのでしょうか？

じつは、精神科は漢方薬を比較的多く用いる診療科です。ただし、漢方薬は西洋薬のように、一つの症状に直接作用するわけではありません。基本的に、西洋薬が症状を直接改善するような働きをするのに対し、漢方薬は体全体の体質へと働きかけます。また、さまざまな精神症状のなかには、漢方薬が比較的効きやすい症状とそうでない症状があります。

たとえば、不眠に効く漢方薬があるのですが、その不眠がうつ病に起因するものであれば、まずは西洋薬によるうつ病治療を優先することになります。このような前提のもとで、次のようなケースによく漢方薬を用います。

女性の生理に関連した症状、たとえば月経前症候群（ＰＭＳ）とよばれる生理前の抑うつ気分やイライラ感、あるいは生理中のむくみや冷え症といった症状には、漢方薬を処方することが多く、また、更年期の諸症状にも効果的です。

その他、めまい、耳鳴り、のどのつかえ、食欲不振、便秘といった自律神経の症状にも漢方薬が効果的な場合があります。

最近注目されている漢方薬に、抑肝散（よくかんさん）があります。認知症にも効果があるといわれており、ほかにも不眠やイライラ感にも効果が認められています。

ただし、漢方薬の難しいところは、患者さんの体質や体力によって、処方が異なることです。たとえば、食欲不振を訴える患者さんが、やせ型で若い頃から食欲が落ちやすく、胃下垂の傾向があれば、六君子湯（りっくんしとう）という漢方薬を処方します。しかし、同じ食欲不振でも、このような体質でなければ、六君子湯は著効しづらいです。その場合は、患者さんの体質に応じた別の漢方薬を処方することになります。

Q4 診察時間が短いのでは？

一般的に、精神科の保険診療では、初診時に30～60分程度の時間をかけて患者さんの話を聞きますが、2回目以降の再診では、通常5～10分程度の診察時間で終わってしまいます。一般的には、このような形で治療が進んでいきますが、この短い診察時間を、不満に感じる患者さんもいます。

では、なぜこのような、5分間診療が行われるのでしょうか。

精神科は、他の診療科と異なって検査などによる収益が少なく、現在の保険点数では、再診時に他の診療科と同じ患者数を診ても、収益的には厳しく、場合によっては赤字になることもあります。総合病院のなかにある精神科は「お荷物」と揶揄されることも多いです。

現在のストレス社会において、総合病院の精神科には本来高いニーズがあるはずなのですが、その数が増えないのは、病院の経営的な理由によるところが大きいと思われます。

ただでさえ、赤字ギリギリの採算なのに、患者さん一人あたりの診察時間をさらに増やせば、医師の休憩時間や休日を診察にあてるしかありません。もしくは赤字が膨らんで精神科が閉鎖されるという事態もありえます。

そもそも、初診で時間をかけて、治療の見通しをある程度立てることができれば、次からの再診はたいてい5分程度で済ませることができます。毎回毎回、診療時間を長く取ることが、治療上、必ずしも有益とは限らないのです。

もしも時間をかけて話を聞いてほしいのであれば、個人カウンセリング（心理療法）があります。これは、医師もしくは臨床心理士が30〜60分かけて話を聞きますが、健康保険が適用されないことが多く、経済的な負担は大きくなります。

心理療法は治療対象となる疾患と、治療者のスキルによって、精神分析療法、芸術療法、自律神経訓練法、催眠療法など、さまざまな手法があります。

医師のもとで、集団で行われる心理療法には、健康保険が適用される場合もあります。集団認知行動療法、力動的集団精神療法、自助グループなどで、やはり1回1時間が基本です。

Q5 精神科を受診したことは会社や家族にばれないですか？

医療機関で保険証を提出すると、受診日時、病院名、保険病名、検査・治療内容といった診療情報が、医療機関から保険会社や保険組合に送られます。健康保険の場合、社内の保険の担当者はこのような情報を知りうる立場にあります。また、税金の医療費控除を受ける場合にも、会社の担当者に知られる場合があります。

家族が同じ健康保険に加入している場合や、同居している家族が本人宛の郵便物を見ることがある場合には、家族に知られる可能性もあります。また、医療機関が何らかの理由で本人確認を要する場合、自宅に連絡が行くことも考えられます。

もしも、特別な理由で自分の受診を家族や会社に知られたくない場合には、診療中、もしくは医療機関の窓口で、その旨を伝えておくべきでしょう。原則的には守秘義務があるので、個人情報は漏れないことになっていますが、絶対に情報が漏れないとは言い切れません。

仮に健康保険を使わなかったとしても、あなたが通院しているところを、家族や会社の関係者に見られてしまうこともあります。それ以外にも、会社の保険担当者がうっかり情報を漏らしてしまったり、あなたを知ってる人がたまたま病院で働いていたり、あなた宛の受診情報を誰かが誤って開封したりと、あなたの受診がばれない可能性はまったくのゼロではありません。

実際、近所の人に見られたくないといって、遠くまで通院する人もいます。たしかに遠方であれば、知られる可能性は低くなるでしょう。しかしそれでも、ばれない可能性をゼロにはできません。患者さんの個人情報が入ったパソコンが盗まれて、病院が謝罪するというニュースが年に数回ありますが、そういうことだってありえるのです。

そもそも、なぜ受診したことを家族や会社に知られたくないのでしょうか。あなたの「知られたくない理由」について、もう一度主治医と話し合い、考えてみることが必要かもしれません。

そういう考えを持つ人がいる一方で、家族や職場と相談して、受診を勧められてから病院に来る人も少なくありません。初診の時から家族や職場の人が同伴すれば、自宅や職場での様子もよくわかります。また、何かあった場合にも、家族や職場の方が本人と同伴していれば、主治医に助言を求めることもできます。

Q6 薬を止めることはできますか？

精神科に限らず、どのような病気でも、体調が良くなると、患者さんが勝手に薬を減らしたり、治療を止めたりすることはよくあることです。

精神科の薬の場合、服薬を止めることができるかどうかは、病気の種類と程度によって異なります。

神経症の場合、症状を引き起こしているストレスの原因がなくなれば、薬を止められる可能性はあります。過労や離婚問題などのストレスが原因で頭痛、吐き気、動悸、不眠といった症状があらわれた場合、その根本的な問題が解決すれば、治療も薬も終結することができるでしょう。

ただし〝うつ病〟の場合は、注意が必要です。

本当の「うつ病」なのか、その手前の「うつ状態」なのか、もしくは「自律神経失調症」の一症状なのか、正確に判断することは難しいのですが、抗うつ薬や精神安定剤を服用している場合、薬を急に止めると離脱症状という不快な副作用を引き起こす場合があります。また、せっかく快方に向かっていたうつ病が再発する恐れもあります。

たとえば、あるうつ病の患者さんは、薬が奏効して体調が良くなったので、勝手に薬を減らし、ついにはまったく飲まなくなったとのことでした。それから1カ月ほど経って、妻からある問題を切り出されたところ、再び眠れなくなり、激しい動悸や不安にも襲われるようになったそうです。再度病院を訪れた時には、表情は初診の頃のような暗くて硬い感じに戻っていました。

病気が日常生活に支障がない状態にまで回復した状態を「寛解」とよびますが、うつ病の場合、寛解に至っても、最低半年は抗うつ薬を続けることが望ましいといわれています。その際、薬の量はそれまでの半分程度に減薬できる場合もあります。

とはいえ、うつ病の患者さんのなかには長期にわたって薬を飲み続けなければならない人がいるのも事実です。特に一部の症状がなかなか消えない場合や、高齢の場合には、再発の恐れが高く、薬を止めるのが難しくなってきます。

また、双極性障害や統合失調症の場合も、長期服薬となるでしょう。

特に、双極性障害の患者さんが軽躁状態になった場合、「もう治った」「薬を減らしたい」と言い出したり、こっそり薬を減らして飲んでいたりすることがあり、その結果、本格的な再発につながってしまうことが少なくありません。

「薬を減らしたい」という気持ち自体が軽躁状態の症状なので、医師がいくら丁寧に薬の必要性を説明しても、徒労に終わることが多いのです。むしろ、医師はこの徒労感から、患者さんが軽躁状態にあることを、見抜かなければならないのかもしれません。

「薬が必要ない」＝「病気が治った」という認識から、「いつになったら薬を止められるのか」と考える患者さんや家族の方は多いと思われます。

しかし、このような訴えを聞き入れて、薬を減らしたり止めたりした結果、病気が再発して後遺症が残ったり、以前よりも悪化してしまったりすることもあるのです。

Q7 精神科病棟へ入院する際に、確認しておくことは？

精神科の入院設備が整った病院には大きく分けて2種類あります。一つは、常勤の医師がすべて精神科医である精神科病院。もう一つは、総合病院のなかにある精神科病棟です。

もしも内科や外科の病気も抱えており、精神科の治療と並行して他の診療科の治療やリハビリが必要な場合は、総合病院を選んだ方が良いと思われます。

また、一概に精神科病棟といっても、救急や急性期がメインの病棟、慢性期がメインの病棟、高齢で認知症がメインの病棟といくつかタイプがあります。また近年は、うつ病のサラリーマンや主婦を専門としたストレスケア病棟も増えてきました。

入院を検討する際には、病棟によって建物の構造や病棟のルールが異なるので、一度病棟を見学するか、入院のしおりを見て、不明な部分はきちんと説明を受けておくと安心できるでしょう。

病棟見学の際に確認しておきたいことは次の点です。

1．閉鎖病棟か開放病棟か
2．病棟の雰囲気や患者さんの属性
3．個室、4人部屋、それ以上の大部屋の割合
4．家族との面会方法
5．食事の場所
6．作業療法や集団精神療法の場所と方法

その他、入浴、売店、おやつ、持参物など、個人的にこだわっていることがあれば事前に確認しておきましょう。

基本的に、治療と関係のないものは持ち込みが禁止となるか、制限されます。

なかでも、自殺の手段となりうるコードやひもの類の持ち込みは厳禁です。本人にそうした意図がなくても、他の患者さんが手にする可能性もあるので厳しくチェックされます。はさみなどの刃物も同様です。

それ以外の日用品や電子機器の持ち込みについては病院によって対応が異なります。

たとえば、入院中もパソコンを使って仕事をする必要がある場合、病院によっては許可されることもあります。ただし、仕事のために十分な休養が取れず、治療に支障をきたすと判断された場合は、持ち込みが禁止されることもあります。

また、喫煙に関しても、病院によって設備や対応が異なります。

精神科病棟によっては、喫煙所での喫煙が認められているところがあります。その際、完全分煙式の喫煙室があれば問題ないのですが、それがない場合は病棟外の喫煙所で吸うことになります。患者さんに行動制限がかけられている場合、喫煙場所へ行くことができないこともあるので、愛煙家の方はその点を確認しておいた方が良いでしょう。ただし最近は、病棟内完全禁煙の病院が増えてきています。

入浴に関しては、毎日入浴ができる病棟は少なく、週2〜3回のところが多いようです。また、薬によっては、副作用で全身けいれんなど、てんかん発作が起きやすくなることもあります。したがって、浴室に浴槽が設置されている場合には、患者さんがおぼれないよう、二人以上で入浴したり、スタッフが立ち合ったりすることもあります。

もし、休息を第一に考え、ホテル感覚で入院したいのであれば、多少費用が高くても、快適な個室を備えた病院を探すと良いでしょう。特にストレスケア病棟は、そのようなニーズに応える病室を備えています。

Q8 本人が、精神科への受診や入院を望まない場合は？

本人は精神科の受診を嫌がってはいるものの、家族は受診させたいと考えている場合はどうしたらよいのでしょうか。

まずは、本当に精神科の受診が必要かどうか、役所の福祉課に相談してみてください。そのうえで必要と判断されれば、適切な医療機関を探していくことになります。

本書ではあまり触れていませんが、発達障害や知的障害の場合には、専門の医療機関を探す必要があります。

また、アルコール依存症や薬物依存症などで強制的な入院が必要と判断された場合、病状によっては入院先が限られることがあります。居住エリアの医療機関で受け入れが難しい場合は、遠方の医療機関を勧められることもあります。

受け入れ可能な医療機関が決まれば、家族がそこに出向いて相談することになります。これは医療行為ではないので、健康保険が適用されません。病院によっては、医師もしくは精神保健福祉士が無料で相談を受ける場合もありますが、実費（5000円前後）を請求される場合もあります。

相談内容としてよくあるのが、本人の迷惑行為（暴力など）が手に負えないというものです。その迷惑行為が精神疾患によるものと判断し難い場合には、警察に相談してもらうことになりますが、精神疾患によるものであると判断されるならば、受診を拒む本人をどのようにして受診させるかを考えることになります。

嫌がる本人を無理やり入院させるべきかどうか、家族としても非常に迷うところだと思われます。実際、入院を先送りにして、自宅でもうしばらく様子を見ようという判断もないわけではありません。

ただし、迷惑行為の原因が精神疾患であれば、強制的に入院させたとしても、わだかまりが残ることはあまりありません。病状が改善して、冷静に物事を考えられるようになると、「入院して良かった」とか、「家族に申し訳なかった」と思われる人もいます。もっとも、症状が慢性化していて、入院しても思ったほど症状が改善しない場合や、性格的な偏りが大きい場合、入院させた後で家族に恨みを抱くことがないわけではありません。

どのように病院に連れてくるかですが、親戚を集めて、2〜3人で車に連れ込んで来たり、本人が信頼している親族が説得して一緒について来たりする場合が多いです。もし親戚がいなければ、民間救急という事業があるので、それを利用してもらうことになります。

家族のなかには、本人をだまして連れてこようとする場合もありますが、すべてを病院に押しつけてこられても、その後の治療がうまくいくはずがありません。家族と病院が協力し、意見を一致させて対応することが一番大切です。

また、精神科入院に関して、親族の間で認識に隔たりがあると、入院後にトラブルとなることもあります。

以前、入院中の患者さんが親戚に電話したところ、その親戚が驚いて病院に飛んできたことがありました。精神科に入院するというと、あらぬ誤解を生む可能性もありますが、無用な不信を招かないためにも、必要最低限の連絡は親族間で行い、理解と協力を得るのが望ましいと思われます。

アルコールや違法薬物などが絡むと、事態はさらに複雑です。入院していったん症状が落ち着いたとしても、退院後、また同じ問題を繰り返すことが多いからです。最終的には家族が離れていき、患者さん本人が孤立無援の状態になることもあります。

Q9 患者さんのわがままやなまけぐせに困っている?

「患者がアピールしている」とか「わがままが過ぎる」といった声は、患者さんの家族だけでなく、同僚の医師や看護師からも耳にすることがあります。

これに関しては、最近、私が聞いた先輩医師の報告が参考になるかもしれません。

その医師は、「躁状態の患者さんは気分が高揚するとわがままを言うのではないか」と考えたそうです。実際、患者さんが落ち着いている時に、わがままについて話し合ったところ、気分との関係を否定しなかったそうです。

ただし、患者さんは躁的な気分の高揚に乗じて、わがままな要求をしていたことは否定しなかったものの、その時は、自分の要求を押し通すしかなかったというのです。

一見、躁状態にある患者さんは活発で行動的に見えるので、自分で何でもできそうな感じがするのですが、じつは自分で自由にできることは、意外に少ないのではないか、というのがその医師の報告でした。

うつ状態や躁状態というのは、気分（心のエネルギー）の落ち込みや高まりです。気分の起伏がそのまま行動にあらわれていればわかりやすいのですが、活発に行動している人でも、実際は思考能力や集中力が著しく低下していたり、逆に、口ではあれこれしゃべっていても、体の反応は非常に鈍かったりすることも、ありうるということです。

似たようなことは、内因性精神疾患だけでなく、神経症の患者さんにも起こりえます。神経症の場合、無意識の葛藤が原因で突然動けなくなったり、発作が出たりします。しかも本人がストレスや不安を自覚していない時の方がむしろ余計にそうなりやすいのです。

さっきまで普通に歩いていた人が、何かの拍子で急にしゃがみこんでしまう、普通に振る舞っていた人が、母親の前では何もできなくなってしまう。このような行動の変化は、周りの人に「わざとではないか」とか、「これ見よがしに、嫌がらせをしているのでは」といった印象を与えてしまいがちです。特に身近な人ほど、うがった見方をしてしまうようです。

世の中には、うつ病や神経症で苦しんでいる人はわずかで、落ち込んでいるのは単に気のせいだとか、なまけ病だと考えている人が、いまだに多いように思われます。そして、そのような考えの持ち主がうつ病になった時、自分がうつ病であることを認めることができず、かえって病気をこじらせてしまいやすいのです。

精神疾患に対する理解を世の中に広げることは、患者さんが社会復帰しやすい社会を実現するためでもありますが、他方、病気であることを受け止めることができず、苦しんでいる人を減らすためでもあるのです。

Q10

「治療共同体」による治療が向いている場合とは？

治療共同体では、患者さんの対人関係を治療に利用します。したがって、生まれつき人とのコミュニケーションが苦手な人は、治療共同体での生活はつらいものになるかもしれません。しかし、本人が自身の対人関係の問題を自覚していて、それを変えたいと考えているならば、治療共同体での治療は適しているでしょう。

治療共同体に向いている疾患というものは特にありません。ただし、耳や目が不自由、認知症、重篤な知的障害・発達障害といった理由で、対人コミュニケーションが著しく困難な人には、治療共同体での治療は難しいでしょう。そういう場合は、それぞれを専門に扱う病院や施設を探した方が良いと思います。

Q11

治療共同体や集団精神療法を取り入れた病院の探し方は？

本書で紹介したような「治療共同体」は、国内にはまだ少ないのが現実です。

しかし、「集団精神療法」を取り入れたり、退院した患者さんの社会生活を積極的にサポートしたりしている医療機関は少なくありません。

特に、入院治療において、患者―スタッフ・ミーティングや新患ミーティングを取り入れた病棟が増えてきています。インターネットで検索してみると、九州を中心に、関東や中国地方の病院がいくつもヒットします。

「治療共同体」とはうたってなくても、このような患者さん同士の交流を促進するような集団療法を行っている、活気ある病棟は少なくありません。

また、デイケアや作業所、あるいは地域の生活支援センターなどでも、ミーティングを通じて患者さんやその家族同士の交流をはかっていることが多いので、そうした通所施設を利用することもお勧めします。

Q12 認知症患者さんの入院については?

本書では、認知症についてはあまり紙幅を割いていません。しかし実際、多くの精神科病棟では、うつ病や統合失調症の患者さんと一緒に、認知症の患者さんも入院しています。

初老期、もしくは老年期の患者さんのなかには、認知症なのか、それともうつ病などの気分障害なのか、明確な診断を下せないことがあります。それでも、アルツハイマー型認知症の場合は、早期からの服薬で進行を遅らせることができるので、疑わしい場合には抗認知症薬を投与します。ただし、現在の治療薬では進行を1〜2年遅らせることしかできません。

一般的に、認知症の進行はゆるやかで、年単位で進んでいきます。一緒に生活していなければ、進行の速度はわからないくらいです。ただし、別の病気で入院したり、引っ越しといった環境の変化で、急に症状が進んだように見えることもあります。

他方、気分障害は、何らかのきっかけで急に発症したり、悪化したりすることがあります。うつ病の場合、数週間から2〜3カ月のスパンで症状が進行します。

このような症状の悪化するスピードを除けば、集中力や注意力の低下といった症状が、うつ病に起因するものなのか、それとも認知症のものなのかは判断しづらい場合があります。ただし、うつ病の既往歴があれば、まずはうつ病の再発を疑います。また「最近、物忘れが激しい」、「認知症になったのではないか」、「何かガンのような悪い病気にかかっているのではないか」といった身体面での不安や訴えが強い場合も、うつ病の可能性が高いと思われます。

うつ病の診断が正しく、抗うつ薬で症状が改善したとしても、高齢者の場合は、すぐに再発したり、新たに認知症が進んできたりすることもあります。また、抗うつ薬の副作用は、高齢者ほど出やすいため、薬による治療が十分にできず、中途半端な治りかけの状態が続くこともあります。

重篤な抑うつ症状、不安焦燥、幻覚妄想、興奮、暴力といった症状や行動が目立つ場合には、入院治療が必要となるかもしれません。

その際には、抗うつ薬や抗精神病薬、気分安定薬を使用することになるのですが、そうすると、眠気やふらつきといった副作用の影響で転倒のリスクが高まります。

また、認知症が進んでいたり、耳が遠かったりすると、他の患者さんとコミュニケーションが難しくなります。老化によって身体的な機能が衰えてくると、介助が必要となります。入院した患者さんがこのようなハンディを抱えていると、集団にうまく馴染めなかったり、作業療法プログラムに参加できなかったりして、自信を失ってしまうことがあります。

身体的に問題がなく、認知症も初期の状態であれば、若い患者さんとの交流が良い刺激となる場合もありますが、そうでなければ、認知症専門の病院や病棟への入院が望ましいと思われます。

認知症専門の病棟では、転倒予防の設備や、認知症向けの専門プログラムが充実しています。また患者さん同士の年齢が近いこともあり、親近感を抱きやすいでしょう。

昨今、地方の精神科救急では、高齢の患者さんの増加が問題となっています。認知症専門の救急病棟の設置や、それに対する診療報酬の設定などが望まれるところです。

Q13 治療共同体の具体的なイメージとは？

入院治療で症状が落ち着き、病院では問題なく生活できていても、退院して普通の社会生活に戻ると問題が出てきてしまうような場合、生活環境に、何か問題があるのかもしれません。

たとえば、家族関係から調子を崩してしまうのであれば、家族と距離を置くために、グループホームなどの居住施設の利用や、一人暮らしを考える必要があります。

もしも治療共同体のシステムが、デイケアや授産施設にまで広がっているならば、そこに通うことは社会に適応する練習となるでしょう。

たとえ精神疾患を抱えた患者さんであっても、誰もが普通に働き、誰かの役に立ちたいという気持ちを、心のどこかに持っているものです。

病気の影響で入退院を繰り返したり、自宅に引きこもったりして、そのような願望をあきらめているような人は少なくありません。しかし、同じような境遇だった人が、実際にデイケアや授産施設を利用して生き生きと暮らしている姿を見れば、きっとそこに希望を感じたり、励みになったりするでしょう。

30代で統合失調症を発症後、20年間、周期的に入退院を繰り返していた男性の治療モデルを紹介しましょう。

私が彼の主治医になった時に感じたのは、本人の妄想言動に躁症状の成分と考えられる誇大性が認められることと、双極性障害特有の人懐っこさでした。

これまでは、気分が高揚して薬を飲まなくなり、その結果、症状の再燃を繰り返してきたと考えられたので、処方に気分安定薬である炭酸リチウムを追加し、同時に抗精神病薬も躁状態に有効なスルトプリド塩酸塩へ変更しました。その後は、怠薬（服薬を中断すること）もなく、症状の再燃も見られなくなりました。

退院後は福祉ホームという居住施設を経て、現在はアパートでの単身生活を送りながら、平日はデイケアや授産施設（レストランでの清掃など）に通っています。

本人は自宅へ帰り、親戚の畑仕事を手伝いたいと希望していましたが、家族は許してくれませんでした。これまでの引きこもり生活や症状再燃を見てきた家族は、自宅に帰ると薬を飲まなくなるのではないか、また病気が悪化して再入院になるのではないか、といった不安が強かったからです。ただし、本人が単身生活を始める際には、前向きに援助してくれました。

病気を乗り越えた患者さんが、社会で自立した生活を送るための施設や支援が、日本にはまだまだ少ないのが現実です。長期入院の患者さんを減らし、ひいては精神科病床を削減していくためには、治療文化の地域への浸透と並行して、通所・授産施設などの充実という現実的な施策も必要と思われます。

あとがき

わかりづらい専門用語の表記をめぐって

私たちが普段用いる言葉には、身近な普通の言葉と、親しみを感じられない、疎遠でわかりづらい専門用語がある。

身近な言葉のなかには、その言葉を聞いて、すぐに意味が湧き上がってくるような言葉がある。例えば「ひ」と聞くと、すぐに「火」や「日」、「陽」のイメージが浮かぶかもしれない。また、痛いときに「イタイ」と叫ぶのは日本語以外あまりないのだが、こうした「イタイ」という言葉も、身体化されているといってもいいくらい、身近な言葉といえる。

これに対し、専門用語には、耳で聞いて身近な意味を喚起するような言葉はふさわしくない。それは、決して身近な対象を指す言葉ではないからだ。例えば英語では、学名などの専門用語にギリシャ語やラテン語を用いることが多い。

中国語では、仏教をインドから輸入するとき、漢字を表音文字として使うことで専門用語（サンスクリット語）の音訳をした。「阿弥陀」や「菩薩」といった、身近な意味を喚起しない漢字を選ぶことで、聞いてわからないばかりか、見てもわからないような翻訳をしたが、その言葉は今でもお経のなかでそのまま使われている。

今の日本人だったら、その意味にふさわしいような漢字を使って意訳するかもしれない。しかし、それは漢字が日本人にとって外国語だからできることだ。

中国人にとっては、漢字の発明以前から中国語の音があり、それは一つの音節が、文法に応じて一つの身近な意味を喚起するものであった。漢字はそれを視覚的に表すために発明され、同時に中国語の「一音節＝（文法に応じた）一つの意味」というつながりを、時の試練に耐えられるものとした。

日本人は漢字を輸入したが、その音までは正確に輸入できなかった。日本語には、現在100強の種類の音節があり、当時はもう少し多かったとしても、現代北京語の音節は400あり、声調も含めると1200。しかも、当時の音節構造はもっと複雑であったので、音節の種類は2000くらいあったと思われる。

日本人は、漢詩を作る時以外は声調を無視し、さらに複雑な音節の漢字の読み方を、二音節で読むことにした。現在でも、英語がカタカナで音訳されると、アクセントは無視されて、一音節が何音節にも膨れ上がるのに似ている。

こうしてできた、たくさんの音読みは、日本語にどのような影響を与えたのであろうか。漢字の読みは、結果的に同音異義語（公園、講演、好演、口演、香煙など）を増やし、漢字を思い浮かべないと意味が出てこないという、現代の日本人なら当たり前の感覚が生まれた。

そして、聞くだけでは意味のわからない漢語が増えていくことで、聞くだけで意味が身近に喚起される和語が駆逐されていった。漢字の音読みが輸入されることで、日本語の音そのものが持つ「身近な意味」は次第に失われていったといえる。

しかしながら、意味を喚起しない音の増加は、洒落や地口、擬音語や擬態語の増加を生み出し、同時に西洋の概念の翻訳に役立ったと思われる。異文化の翻訳にとって、身近な意味は邪魔なのだ。

ここからは、具体的な専門用語を取り上げて考えてみたい。

精神医学においても、専門用語は聞いてわかる、身近な言葉であってはならない。例えば、神経症の原語は英語でneurosisだが、これも日常的な言葉ではない。neuronは神経細胞を意味する専門用語だが、神経細胞というのは決して身近な対象ではないだろう。

日本語の「神経」も、聞いて音そのものが、何かを意味するわけではないし、漢字を見ても、よくはわからない。ただ、中国語では「神経病」と口で言うと、それは日本語の「バカ」に当たる日常語だ。だから中国語では、「神経症」は専門用語にはなれず、代わりに「精神官能症」などが使われている。

「うつ病」というと、「うつ」はある意味、日常語だ。「うつうつする」ということもできる。であるから、「うつ病」は日常語に近すぎる。そこに、「うつ病」という専門的な概念が誤解されやすい原因がある（うつうつしていないうつ病患者も決して珍しくはないのだ）。

専門用語としては、「鬱病」の方がふさわしい。日本語では、漢字という外国語を用いることで、疎遠な感じを表現できる。それに、「うつ」は「鬱」の音読みで、実は本来中国語だったのだ。「うつ」と書いてあっても中国人はわからないし、聞いてわかるのは台湾人くらいだ。

このように、本来は中国語なのに、同音異義語が少ないことや、似たような意味の和語がないこともあって、次第に身近に感じられるようになって平仮名になった「隠れ漢語」は、日本語では少数派だ。

これに対し、もともと音節の複雑な朝鮮語では、漢字の音も声調を除いて忠実に輸入できた。そのため、日常語の多くが漢語由来となっている。漢字を排除できるのは、それだけ中国語由来の言葉を、中国人並みに身体化できたからこそなのだろう。

専門用語に漢字を多用すると、書くのが大変と懸念されるかもしれない。しかし、例えば「鬱」は専門家以外書けなくてもよい。見れば読めるし、コンピューターで変換できればよいのだ。テクノロジーは、人間の自由や可能性を制限するためではなく、それを担保するためにこそ使われるべきだろう。

先ほども申しあげたように、中国人にとっては、漢字の背後に一つの音と意味という実体がある。であるから、中国人は漢字の活字体そのものにはこだわらない。手書きの漢字は略字だらけだし、活字通りはねていないから試験で減点するようなこともない。書き順にもこだわらない。日本人にとって、漢字は本来外国のもので、身近ではない。音読みしても、何の意味だかわからない。訓読みは翻訳であって、漢字を身近にするのに役立ったのだが、漢字そのものとは無関係だ。文字そのものが高尚なものとして有難がられた結果、活字の書体が書く時の手本になってしまったのだ。

漢字の数は無限ではない。常用漢字数を制限するよりも、特に専門用語では、用いる必然性のある漢字は積極的に使うべきであろう。しかも、漢字を使う以上、なるべく漢民族の人が見てわかるように使うべきではないか。漢字のトメやハネにこだわるよりも、国際的に通用する使い方をするべきだと思う。

もし、専門用語が難しければ、わかりやすい一般名称や、聞いてわかる通称を別に作ったらよいだろう。「超越性」と「内在性」をつなぐ媒介者として。

最後に一人だけ名前を挙げさせていただきたい。私が学生だった頃、となりの寮のＯＢであった清水博・現海辺の杜ホスピタル院長先生と出会い、「サイコエデュケーションの会」や「スーパーヴィジョンの会」にお誘いいただいたのが、後々の治療共同体との出会いにつながった。これまでの職場や現職場の上司・同僚に加えて、ここに謝辞を述べたい。そもそもの始まりに、大学の寮というひとつのコミュニティがあったのだった。

参考文献（主なものに限って）

PART 2

・荻野恒一：嫉妬の構造．東京，社会思想社，1996．［東京，紀伊国屋書店，1983．］

PART 7

・Aoki Takashi: Rationality in Magic and Science: A Comparative Study between Spirit Writing Folk Therapy in Taiwan and Modern Western Psychiatry.（国立清華大学人類学研究所修士論文，2005.）
・Jones, Maxwell: Beyond the Therapeutic Community: Social Learning and Social Psychiatry. New Haven and London: Yale University Press, 1968.
・Parsons, Talcott: The "Fragment" on Simmel [From Draft Chapter XVIII (Structure of Social Action): Georg Simmel and Ferdinand Toennies: Social Relationships and the Elements of Action]. The American Sociologist 29-2: 21-30, 1998.
・Pisani, R. A.: Prefazione. *In* L'Agire Terapeutico in Comunità. Idee ed Esperienza dal Mondo delle Comunità Terapeutiche. Gianuario Buono et Giuseppe Gagliardi. Pp.9-14. Roma: Edizioni Universitarie Romane, 2007.
・ジンメル，G.：社会学の根本問題．居安正訳．京都，世界思想社，2004.
・加藤行夫：悲劇とは何か．東京，研究社，2002.

PART 8

・芳賀幸彦，佐原美智子：新ルポ精神保健改革 Vol.3 花と緑につつまれた治療共同体［久留米市］――のぞえ総合心療病院．精神医療 40: 90-102，2005.
・堀川公平：メニンガークリニック流精神療法：力動的チーム医療が病院精神科医療を変える――診察室だけでなく病院精神科医療全てに精神療法的視点を――．日精協誌，22(5): 40-45，2003.
・堀川公平、堀川百合子：精神発達論集団力動論から見た「病棟内機能分化」の提唱〜治療的にも経営的にも貢献できる病棟を目指して〜．地域精神医学 49(3): 286-288，2007.
・堀川公平、堀川百合子：我が国において社会心理的治療を求め，生かし得る精神科病院とは――精神医学，医療モデル，医療システム，経営管理システムの視点から――．精神経誌 114: 35-41，2012.

PART 9（内容は2012年日本精神神経学会第108回学術総会などで発表）

・Irvin D. Yalom and Molyn Leszcz: The Theory and Practice of Group Psychotherapy, 5th Ed. New York: Basic Books, 2005.

プロフィール
青木　崇

1970年川崎生まれ。1996年京都大学医学部医学科卒。京都第一赤十字病院研修医、富田病院（函館）常勤医師を経て2005年国立清華大学人類学研究所（台湾・新竹）卒（人類学修士）。のぞえ総合心療病院（久留米）副医局長を経て、2009年から関東地方の民間病院で病棟医長を勤めている。精神科医、精神保健指定医、日本精神神経学会精神科専門医・指導医。

著作：Rationality in Magic and Science：A Comparative Study between Spirit Writing Folk Therapy in Taiwan and Modern Western Psychiatry（国立清華大学人類学研究所修士論文，2005年）、「台湾」（『世界の精神保健医療　改訂』，新福尚隆・浅井邦彦編．へるす出版、2009年）

こころの病気を治すために
「本当」に大切なこと

2014年9月15日発行　第1版第1刷

著　者　青木崇
発行者　松田敏明
発行所　株式会社メディカルパブリッシャー
〒102-0073東京都千代田区九段北1-8-3カサイビルⅡ 2F
Tel 03-3230-3841
Mail info@ medicalpub.co.jp
HP http://www.medicalpub.co.jp

企画協力　NPO法人企画のたまご屋さん
印刷・製本所　シナノ印刷株式会社

ISBN 978-4-944109-05-0